Erna E. Kritzinger   Barry E. Wright

Auge und Allgemein-erkrankungen

Ein Farbatlas

Übersetzt und bearbeitet von
Annette Schildwächter

Geleitwort von Günter Mackensen

Mit 150 mehrfarbigen Abbildungen

Springer-Verlag Berlin Heidelberg GmbH

Erna E. Kritzinger, MSc, FRCS, MRCP
Consultant Ophthalmologist
Birmingham and Midland Eye Hospital
and Selly Oak Hospital
Birmingham, Great Britain

Barry E. Wright, MD, FACS
Associate Director
Retina Service
Montefiore Hospital and
Medical Center
New York, NY, USA

Dr. Annette Schildwächter
Klinikum der Albert-Ludwigs-Universität
Universitäts-Augenklinik
Killianstraße 5
7800 Freiburg i. Br.

Titel der englischen Originalausgabe:
A Colour Atlas of the Eye and Systemic Disease
© Erna E. Kritzinger and Barry E. Wright, 1984
Published by Wolfe Medical Publications Ltd. 1984

CIP-Kurztitelaufnahme der Deutschen Bibliothek

Kritzinger, Erna E.:
Auge und Allgemeinerkrankungen : e. Farbatlas /
Erna E. Kritzinger ; Barry E. Wright. Übers. u.
bearb. von Annette Schildwächter. Geleitw. von
Günter Mackensen. – Berlin ; Heidelberg ; New York ;
Tokyo: Springer, 1985.
    Einheitssacht.: A colour atlas of the eye and
    systemic disease ⟨dt.⟩

ISBN 978-3-642-93294-6   ISBN 978-3-642-93293-9 (eBook)
DOI 10.1007/978-3-642-93293-9

NE: Wright, Barry E.:; Schildwächter, Annette [Bearb.]

Geleitwort

E. E. Kritzinger und B. E. Wright haben einen, jetzt von Annette Schildwächter ins Deutsche übertragenen Atlas zusammengestellt, der dem Augenarzt einen willkommenen Überblick bietet, aber auch Ärzten für Allgemeinmedizin und speziell Internisten, Rheumatologen, Neurologen sowie Dermatologen diejenigen Augenveränderungen anschaulich macht, die häufig mit Allgemeinleiden verbunden sind. Das Buch unterscheidet sich dementsprechend von ähnlichen, die – in erster Linie für die augenärztliche Weiterbildung und Fortbildung konzipiert – augenärztliches Wissen voraussetzen. Die knapp und übersichtlich formulierten Begleittexte sprechen den interessierten Kollegen an, in dessen Zuständigkeit das Allgemeinleiden fällt. Diesem soll der Blick für mögliche Augensymptome, für deren rechtzeitige Erkennung und diagnostische Bedeutung geschärft werden. So wird der Atlas auch zur Einleitung etwa notwendiger Behandlungen der Augenprobleme beitragen.

Freiburg   GÜNTER MACKENSEN

Inhaltsverzeichnis

1 Angeborene Stoffwechselstörungen

Unter den vielen hereditären Stoffwechselstörungen mit Augensymptomen sind die Befunde beim Morbus Wilson pathognomonisch. Eine Störung des Aminosäurestoffwechsels liegt bei der Homozystinurie und dem Albinismus, ein gestörter Kohlenhydratstoffwechsel bei der Galaktosämie vor.

Störungen des Fett- und Lipoproteinstoffwechsels führen häufig zu pathologischen Augenbefunden und sind unter dem Oberbegriff der „Hyperlipidämie" dargestellt. Die für die Pathogenese der Retinitis pigmentosa verantwortlichen Stoffwechselstörungen sind noch nicht bekannt, ein Vitamin A Mangel könnte eine Rolle spielen.

Morbus Wilson (hepatolentikuläre Degeneration)

Bei dieser autosomal rezessiv vererbten Stoffwechselstörung führt der Mangel an dem kupferbindenden Plasmaprotein, Coeruloplasmin zu einer Ablagerung von Kupfer in Gehirn, Leber, Nieren und Augen.

Zu den Augenbefunden gehören der Kayser-Fleischer-Ring der Kornea sowie die sogenannten „Sonnenblumen" Katarakt; beide sind pathognomonisch für den Morbus Wilson.

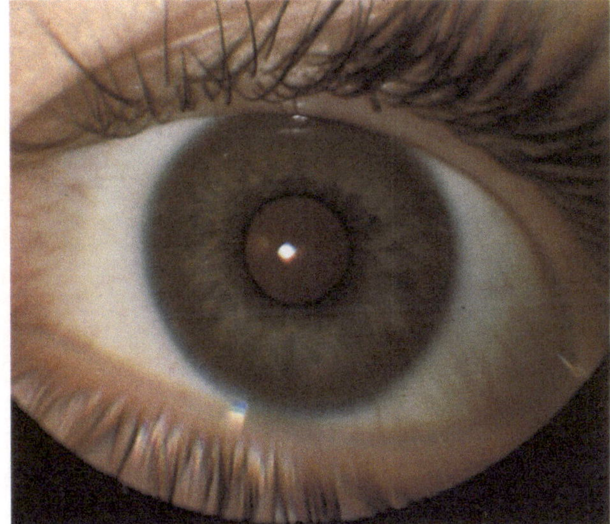

Abb. 1. Kayser-Fleischer-Ring. Kupferablagerungen in der Descemet'schen Membran bilden einen rostig-braunen Ring in der Hornhautperipherie

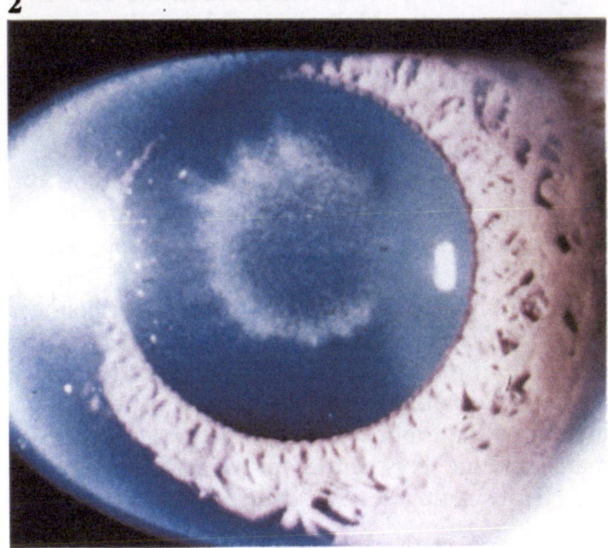

Abb. 2. „Sonnenblumen" Katarakt. Kupferhydratablagerungen bilden ein speichenförmiges Muster in der vorderen Linsenkapsel, die Sehschärfe ist dadurch meist nicht stark beeinträchtigt

Homozystinurie

Bei dieser autosomal rezessiv vererbten Stoffwechselanomalie stört der Mangel an Cystathioninsynthetase die Bindegewebssynthese und führt zu hohen Homozystinspiegeln im Blut und Urin sowie zu hohen Methioninspiegeln im Blut.

Die Patienten sind in über 50% geistig retardiert und weisen Skelett- und Augenveränderungen auf, wie sie auch beim Marfan Syndrom (Seite 15) zu beobachten sind, das von der Homozystinurie unterschieden werden muß.

Eine Linseluxation (Ectopia lentis) ist bei beiden Krankheiten häufig. Bei der Homozystinurie ist die Linse typischerweise nach nasal unten und gelegentlich bis in die Vorderkammer verlagert. Die Linsenluxation begünstigt die Entstehung eines Sekundärglaukoms, einer Katarakt oder einer Amotio.

Weitere Anomalien sind Myopie, kongenitales Glaukom (Buphthalmus), periphere Netzhautdegeneration und Optikusatrophie. Thromboembolien treten bei der Homozystinurie gehäuft auf und erhöhen das Risiko operativer Eingriffe erheblich.

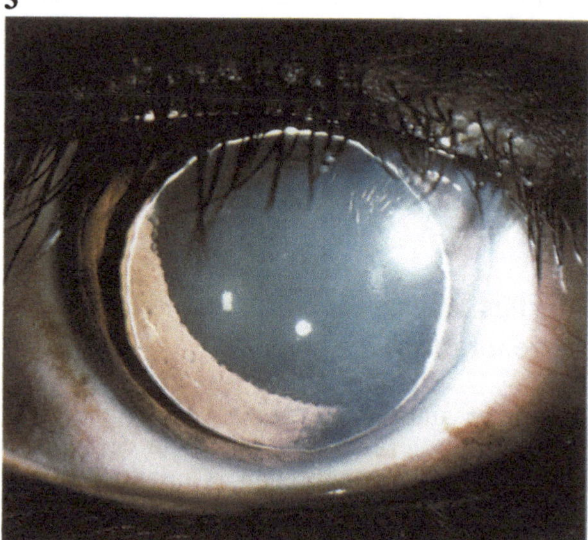

Abb. 3. Linsenektopie bei Homozystinurie. Die Linse ist in die Vorderkammer luxiert und liegt vor der Pupille (für die Abbildung danken wir Miss EM Eagling)

Albinismus

Es gibt drei Formen des Albinismus, die durch eine Störung der Melaninproduktion bedingt sind.

Der *okulokutane, Tyrosin-negative Albinismus* wird durch das Fehlen des Enzyms Tyrosinase verursacht, die Umwandlung von Tyrosin in Dopa bei der Melaninsynthese wird dadurch blokkiert. Der okulokutane Albinismus ist die schwerste Form dieser Stoffwechselstörung, bei der sich die Erkrankten durch weißes Haar, blaßrosa Hautfarbe und eine Überempfindlichkeit gegen Licht auszeichnen. Die Iris ist blaugrau und durchleuchtbar, der Netzhautreflex ist auffallend rot und der Augenhintergrund pigmentarm. Photophobie, Hypermetropie, Astigmatismus und Nystagmus führen häufig zu einer Herabsetzung der Sehschärfe.

Der *okulokutane, Tyrosin-positive Albinismus* wird ebenso wie die Tyrosin-negative Form dieser Erkrankung autosomal rezessiv vererbt; die Erkrankten haben jedoch normale Tyrosinblutspiegel und weisen eine geringere Symptomatik auf. Photophobie und Nystagmus sind weniger stark ausgeprägt, so daß die Sehschärfe nur gering herabgesetzt ist und sich mit zunehmender Pigmentierung während des Kindesalters bessert.

Der *okuläre Albinismus* wird entweder x-chromosomal oder autosomal rezessiv vererbt und betrifft ausschließlich das Auge. Das klinische Bild ähnelt dem beim Tyrosin-negativen Albinismus beschriebenen Befund; obwohl die Iris pigmentiert sein kann, ist die Sehschärfe vermindert. Bei den weiblichen Trägern dieser Erkrankung ist die Sehschärfe normal, sie haben aber eine durchleuchtbare Iris und Pigmentveränderungen der Retina.

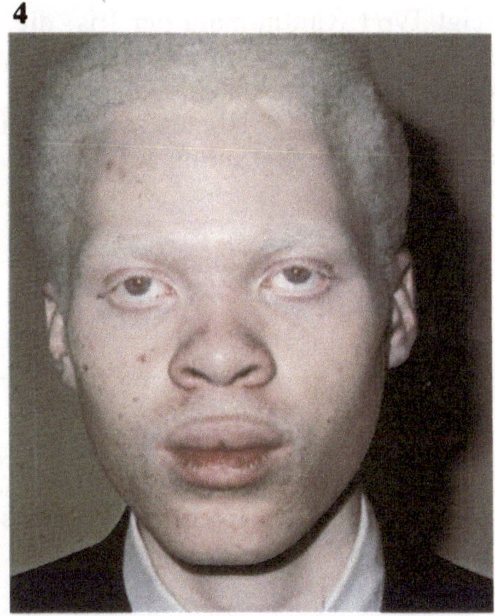

Abb. 4. Okulokutaner (Tyrosin negativer) Albinismus bei einem Neger

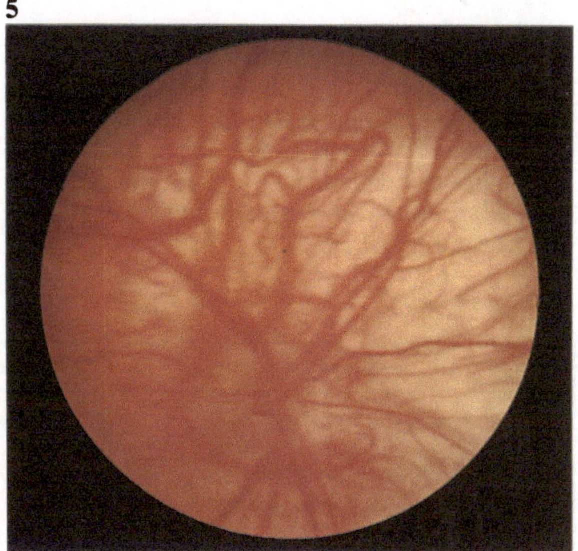

Abb. 5. Pigmentarmer Augenhintergrund bei Albinismus; durch das fehlende Pigment heben sich die retinalen und chorioidalen Gefäße von der darunterliegenden weißen Sklera ab

Galaktosämie

Es gibt zwei Formen der Galaktosämie; beide sind autosomal rezessiv vererbte Störungen des Kohlenhydratstoffwechsels.

Bei der „klassischen" Galaktosämie führt ein Mangel am Enzym Galaktose - 1 - Phosphat - Uridyltransferase zu einer Anhäufung von Galaktose - 1 - Phosphat und Galaktose im Blut und anderen Geweben. Daraus resultieren Katarakt, geistige Retardierung, Hepatomegalie, Gelbsucht und Mangelernährung.

Bei der zweiten, milderen Form dieser Erkrankung besteht ein Mangel am Enzym Galaktosekinase. Dadurch kommt es zu einer erhöhten Konzentration von Galaktose im Blut und in anderen Geweben. Einziges Symptom ist die Linsentrübung.

Bei beiden Formen kann die Katarakt angeboren sein, häufiger jedoch entsteht die Linsentrübung in den ersten Lebenswochen. Eine galaktosefreie Diät während des frühen Lebensalters kann nicht nur ein Fortschreiten der Kataraktbildung verhindern, sondern zu einer Aufklarung der Linse führen.

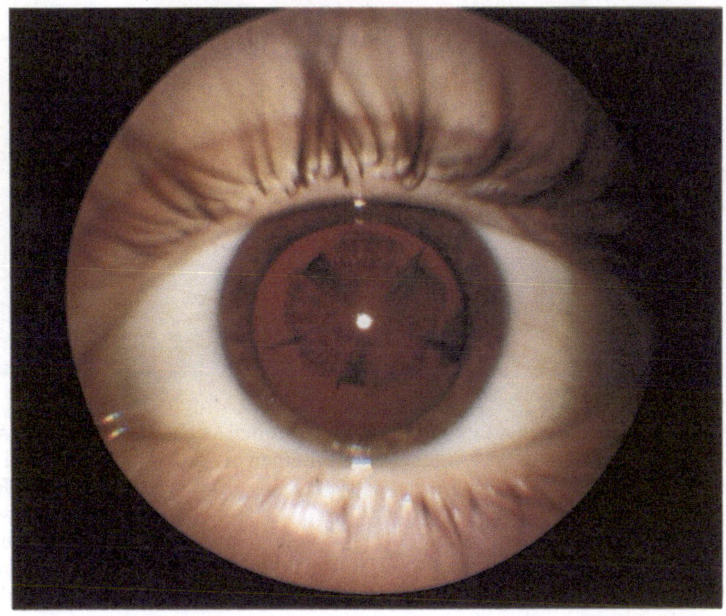

Abb. 6. Katarakt bei Galaktosämie. Das Bild ähnelt einem Öltropfen in der Mitte der Linse; zonuläre Trübungen können ebenfalls auftreten (für die Abbildung danken wir der Abteilung für Orthoptik, Children's Hospital Birmingham)

Hyperlipidämie

Bei dieser Krankheit fürt der gestörte Lipopro-
teinstoffwechsel zu erhöhten Triglyzerid und/
oder Cholesterin-Spiegeln im Plasma. Nach
Fredrickson werden diese Störungen nach ihrem
Plasmalipoproteinmuster in 5 Formen eingeteilt; alle Formen weisen pathologische Augenbefunde auf (s. Tabelle).

Zusätzlich zu den aufgeführten Veränderungen
zeigt Typ I Xanthomata der Iris; die Typen III,
IV und V haben frühe arteriosklerotische Veränderungen der retinalen Gefäße und bei ihnen
tritt gehäuft ein Diabetes mellitus mit entspre-
chenden Augenbefunden auf (S. 44).

Typ	Augenlider	Cornea	Fundus
I	eruptive Xanthome	Lipidkeratopathie	Lipaemia retinae, Auftreten des Morbus Coats bei Erwachsenen
II	Xanthelasmen	Arcus corneae	Lipaemia retinae, sehr selten
III	eruptive Xanthome	Arcus corneae, kristalline Hornhautdystrophie	Lipaemia retinae
IV	eruptive Xanthome		Lipaemia retinae
V	eruptive Xanthome		Lipaemia retinae, retinale Gefäßverschlüsse

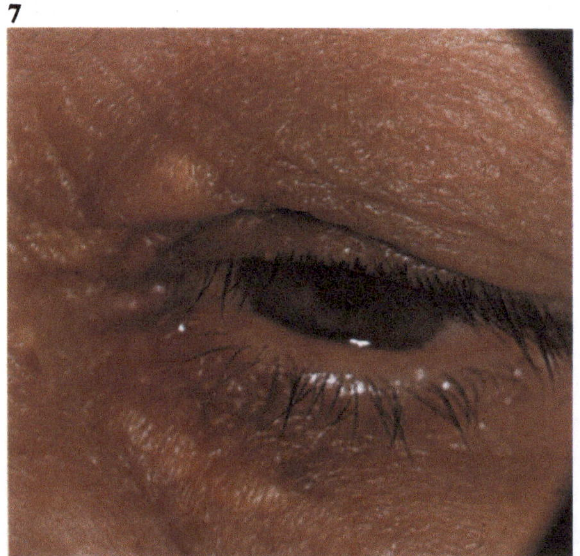

Abb. 7. Xanthelasmen. Lipidablagerungen finden sich
vor allem im medialen Lidwinkel und erscheinen als gelbe Flecken in der Lidhaut

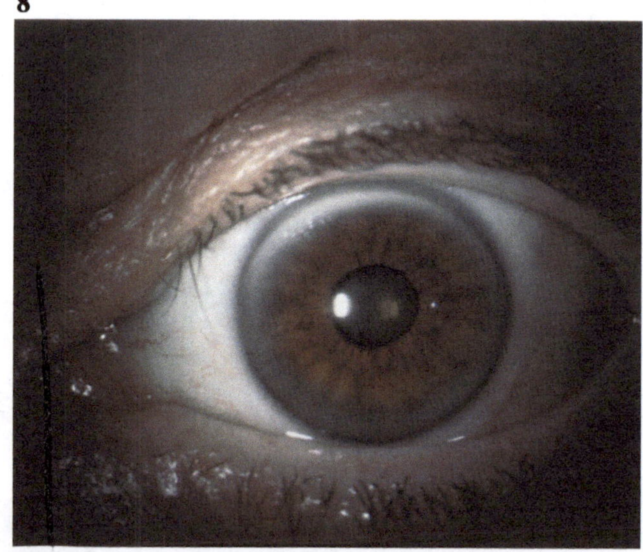

Abb. 8. Arcus corneae. Ablagerungen von Phospholipi-
den und Cholesterin im Hornhautstroma bilden einen
weißen Ring in der Hornhautperipherie, der charakteri-
stischerweise vom Limbus durch einen Streifen klarer
Hornhaut getrennt ist. Dieser Befund ist bei älteren Menschen normal (Arcus senilis), sollte aber bei Patienten unter 50 Jahren an die Möglichkeit einer Hyperlipidämie
denken lassen

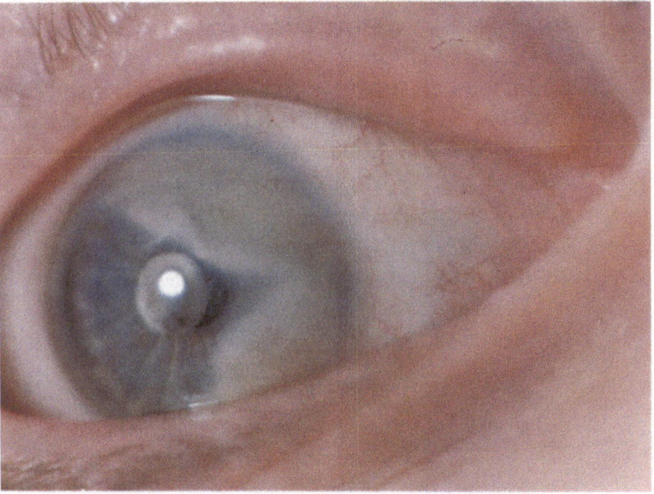

Abb. 9. Lipidkeratopathie. Das Hornhautstroma ist von Fettablagerungen infiltriert, die Sehschärfe ist deutlich herabgesetzt

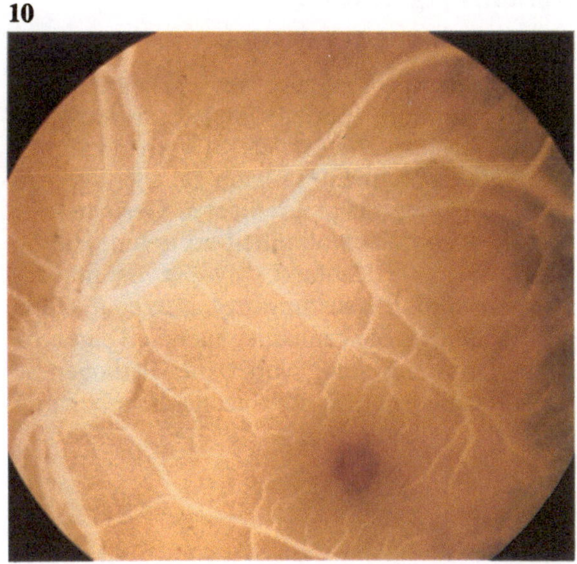

Abb. 10. Lipaemia retinae. Sie tritt bei Plasmatriglyzeridspiegeln über 2000 mg/ml auf. Die Sehschärfe ist nicht beeinträchtigt. Die retinalen Gefäße erscheinen milchigweiß, die Venen gestaut. Dieser Befund kann, wenn auch sehr selten, auch bei einem entgleisten Diabetes mellitus vorkommen; er verschwindet mit der Stabilisierung des Blutzuckerspiegels

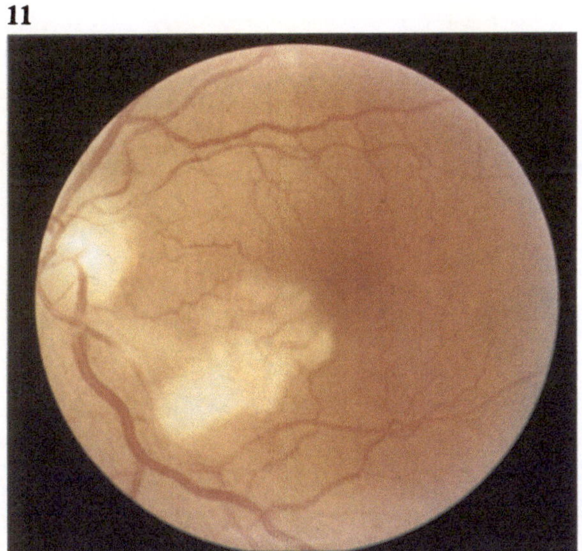

Abb. 11. Retinaler Gefäßverschluß. Der untere retinale Arterienast ist verschlossen, die infarzierte Netzhaut ist blaß

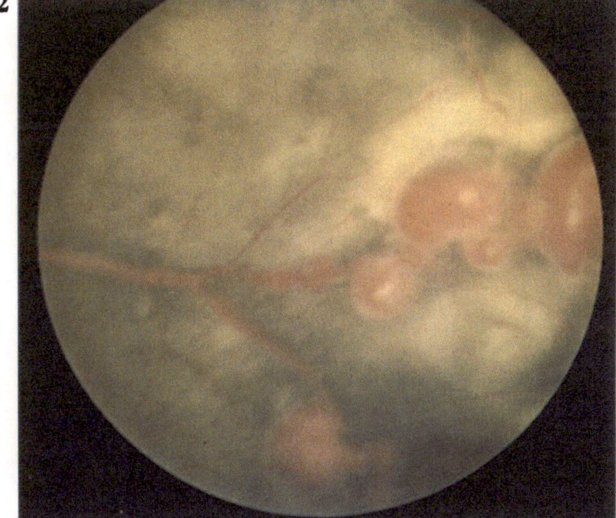

Abb. 12. Morbus Coats. Man sieht retinale Teleangiektasien in der Fundusperipherie inmitten von Exsudaten. Als Komplikationen treten exsudative Netzhautablösung und ein hämorrhagisches (Neovaskularisations-) Glaukom auf. Diese Erkrankung kommt sonst nur bei Kindern vor, in der Verbindung mit einer Hypercholesterinämie ist sie auch bei Erwachsenen beschrieben

Retinitis pigmentosa

Dieser Begriff beschreibt eine primäre Netzhautdegenration, speziell der Photorezeptoren, die auf verschiedene Art vererbt werden kann.

Die Retinitis pigmentosa kann als alleinige Augenerkrankung mit progredienten Gesichtsfeldausfällen und Nachtblindheit auftreten. Häufig sind dabei eine Katarakt, Myopie, Sehnervenatrophie und Engstellung der Netzhautgefäße zu beobachten. Sie kann aber auch Teil einer Systemerkrankung sein, wobei die Pathogenese der verschiedenen Syndrome noch unbekannt ist.

Dazu gehören beispielsweise:
- Retinitis pigmentosa + Adipositas, geistige Retardierung, Polydaktylie, Hypogonadismus = Laurence-Moon-Biedl Syndrom
- Retinitis pigmentosa + Akanthose der Erythrozyten, Malabsorption von Fetten, spinozerebelläre Ataxie = Bassen-Kornzweig Syndrom (Abetalipoproteinämie)
- Retinitis pigmentosa + zerebelläre Ataxie, progressive periphere Polyneuritis = Refsumkrankheit (Phytan-Säure-Speicher-Krankheit)
- Retinitis pigmentosa + Taubheit = Usher Syndrom

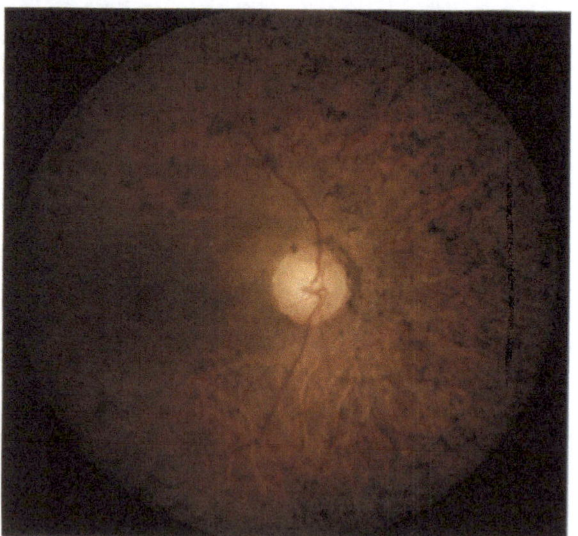

Abb. 13. Retinitis pigmentosa. Charakteristische Pigmentverschiebungen am Augenhintergrund mit Papillenabblassung und Engstellung der retinalen Gefäße

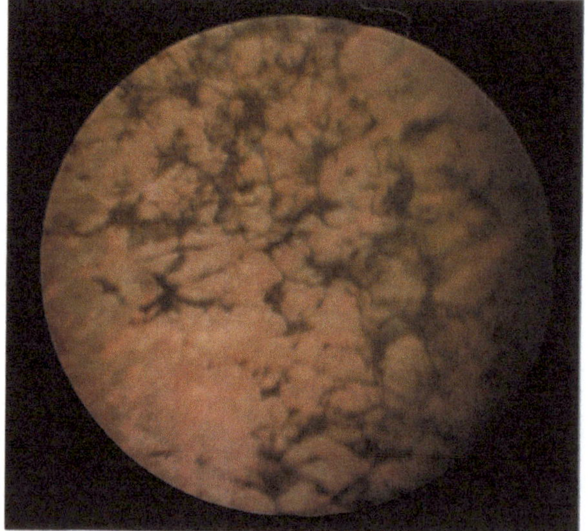

Abb. 14. „Knochenkörperchen". Sie sind für die retinale Pigmentdegeneration bei Retinitis pigmentosa typisch, das anomale Pigment liegt in der Nähe der retinalen Gefäße

2 Hereditäre Bindegewebserkrankungen

Die hereditären Bindegewebserkrankungen betreffen neben den Augen verschiedene andere Organe. Beim Marfan und Grönblad-Strandberg Syndrom werden die Augenveränderungen durch anomales elastisches Gewebe, beim Ehlers-Danlos Syndrom durch verändertes Kollagen und beim Rendu-Osler-Weber Syndrom durch Gefäßanomalien im Bereich der Haut und Schleimhäute verursacht.

Marfan Syndrom

Bei dieser autosomal dominanten Erkrankung mesenchymaler Gewebe bestehen Veränderungen der elastischen Bindegewebsfasern des Skelett- und Gefäßsystems, die unter anderem zu einem vermehrten Längenwachstum der Extremitäten und einem schlaffen Bandapparat führen. Kardiovaskuläre Komplikationen sind das Aneurysma dissecans der Aorta und der Mitralklappenfehler.

Eine Linsenektopie als häufigste Augenveränderung tritt bei ungefähr 50% der Patienten auf. Die Linse ist anders als bei der Homozystinurie meist nach nasal oben verlagert (S. 10) und trübt häufig ein; Sekundärglaukom und Netzhautablösung können folgen. Andere häufige ophthalmologische Symptome sind blaue Skleren, Iris-Heterochromie, Strabismus und Myopie. Darüberhinaus finden sich Kolobome der Linse, Uvea und der Papille.

15

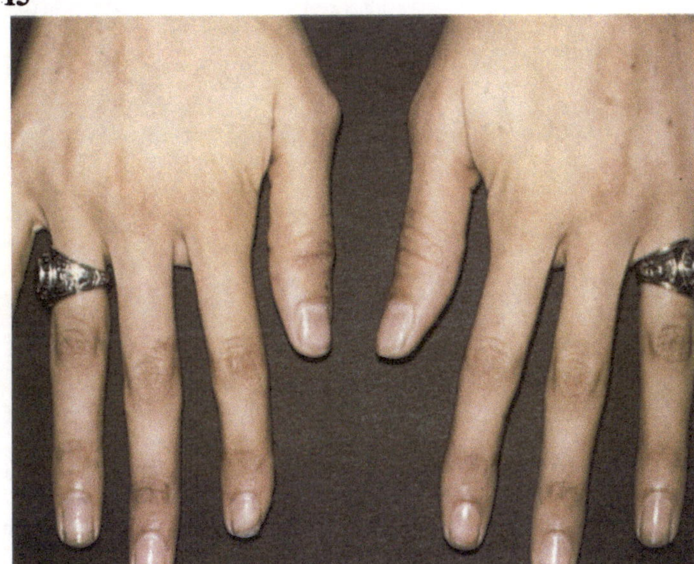

16

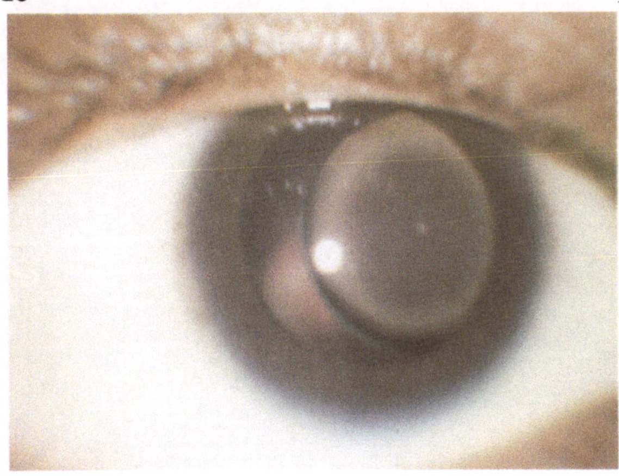

Abb. 15. Arachnodaktylie oder „Spinnenfinger" sind typisch für das Marfan Syndrom und entstehen durch das vermehrte Längenwachstum der Phalangen

Abb. 16. Ectopia lentis. Der Rand, der nach nasal oben verlagerten Linse ist im Pupillargebiet zu sehen, der Linsenkern ist getrübt. Die Subluxation der Linse ist auch an dem Irisschlottern (Iridodonesis) bei Augenbewegungen zu erkennen

Grönblad-Strandberg Syndrom

Die charakteristischen Befunde dieses Syndroms beruhen auf Veränderungen des elastischen Gewebes in Haut, Augen und Gefäßen. Dazu gehört das Pseudoxanthoma elasticum der Haut, die „angioid streaks" der Netzhaut und allgemeine arterielle Gefäßveränderungen, die Ursache von Verschlüssen, Ektasien und Blutungen sein können. Die „angioid streaks" der Retina werden häufig erst im 2. bis 3. Lebensjahrzehnt entdeckt, nämlich nachdem sie zu einer Makulablutung mit anschließender Narbenbildung geführt haben. Die Netzhautveränderungen treten beidseits auf, schreiten langsam fort und verursachen bei 70% der Patienten mit Grönblad-Strandberg Syndrom einen zentralen Gesichtsfeldausfall.

Dieses Syndrom kann sowohl autosomal dominant als auch rezessiv vererbt werden.

17

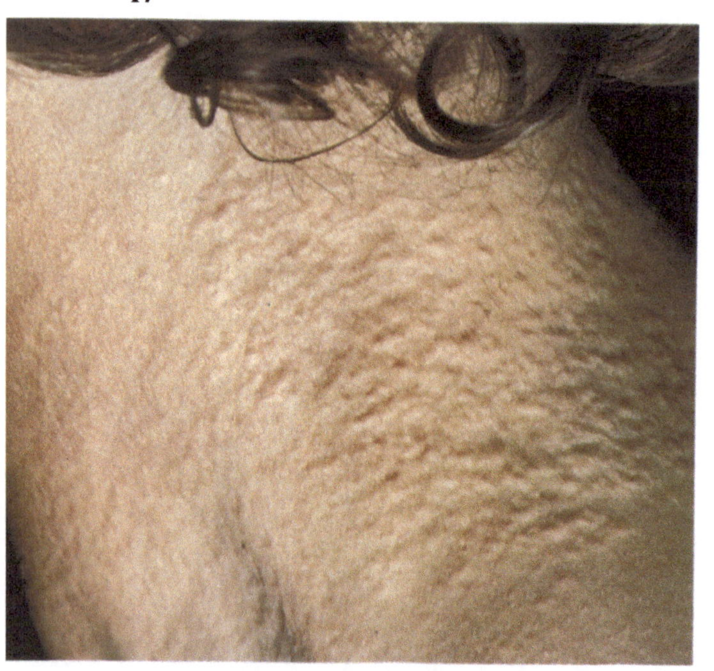

Abb. 17. Pseudoxanthoma elasticum. Man sieht gelbe xanthomatöse Hautveränderungen, vorwiegend im Nakken, aber auch in den Hautfalten der Extremitäten, der Axillen, inguinal und periumbilikal

18

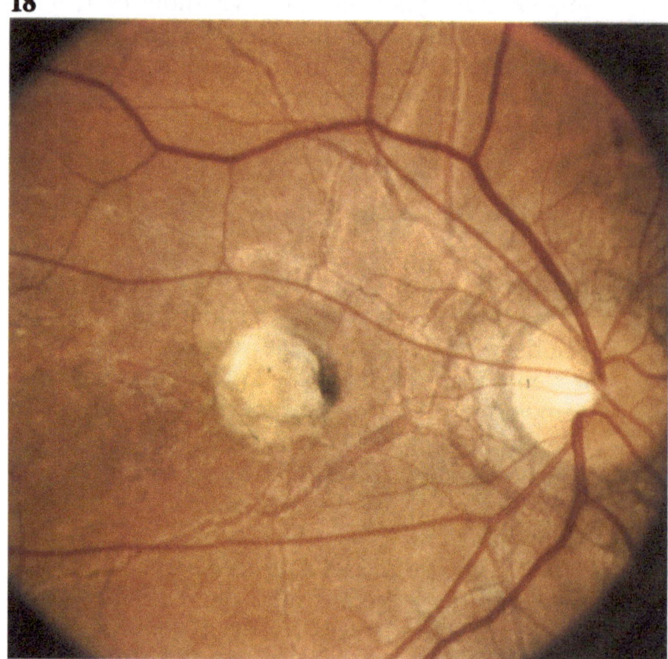

Abb. 18. „Angioid streaks" der Retina, entstehen durch Risse in der Bruch'schen Membran. Sie wirken wie graubraune, sich verzweigende Linien, die von der Papille auszugehen scheinen, unregelmäßig begrenzt sind und unter den Netzhautgefäßen liegen. Außerdem ist eine Makulanarbe infolge einer chorioidalen Proliferation zu sehen.

„Angioid streaks" der Retina kommen auch beim Ehlers-Danlos Syndrom (S. 17), Akromegalie (S. 41), Morbus Paget und Sichelzellanämie (S. 54), Hyperkalzämie und Bleivergiftung vor

Ehlers-Danlos Syndrom

Diese allgemeine Bindegewebserkrankung kann
auf verschiedene Weise vererbt werden; autosomal dominant, autosomal rezessiv oder x-chromosomal rezessiv. Charakteristisch ist eine vermehrte Dehnbarkeit der Haut und eine pathologische Beweglichkeit der Gelenke, die zu rezidivierenden Luxationen führt.

Zu den Augenveränderungen gehören Epikanthusfalten, blaue Skleren, Keratokonus, Linsenektopie, „angioid streaks" der Retina und Strabismus.

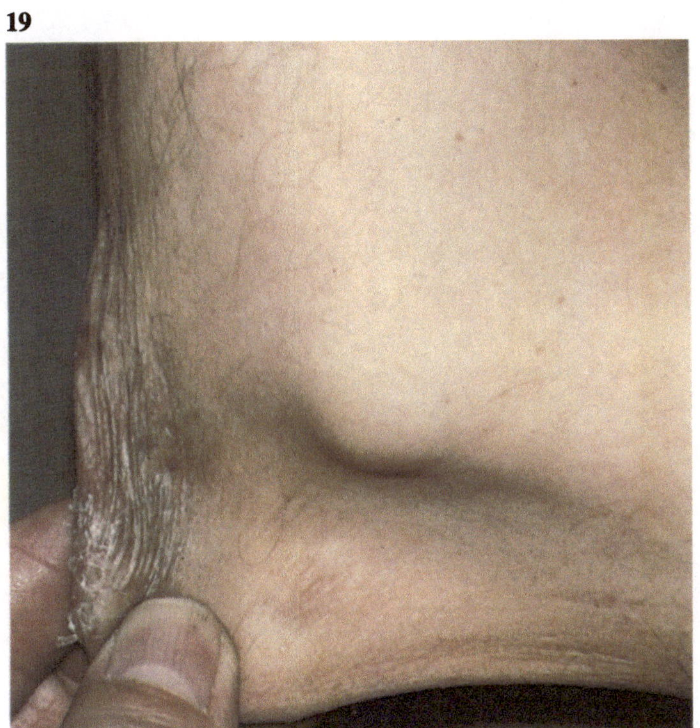

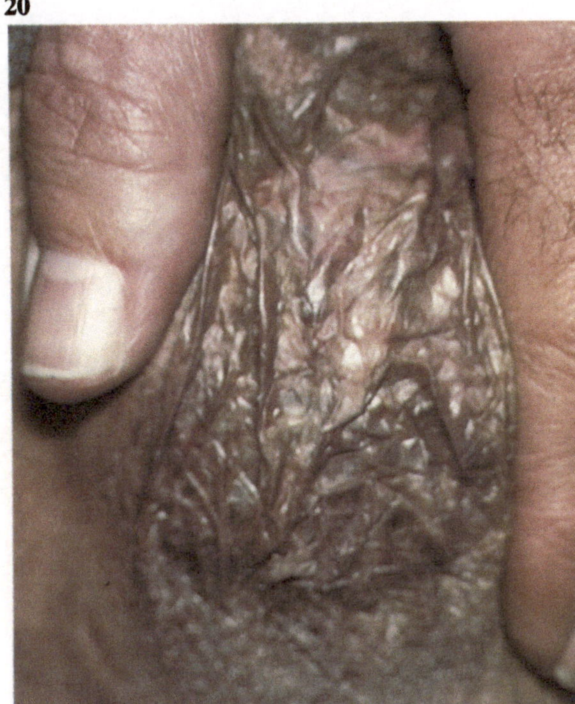

Abb. 19. Vermehrte Dehnbarkeit der Haut
beim Ehlers-Danlos Syndrom

Abb. 20. Die überdehnbare Haut beim
Ehlers-Danlos Syndrom ist zart und es
besteht eine Neigung zu Blutungen

Abb. 21. Blaue Skleren. Unter der stark
verdünnten Sklera ist die dunkle Chorioidea
sichtbar; bereits kleinere Augenverletzungen
können zu einer Bulbusruptur führen

Rendu-Osler-Weber Syndrom (multiple hereditäre hämorrhagische Teleangiektasien)

Bei dieser autosomal dominant vererbten Krankheit treten viele Teleangiektasien an Haut und Schleimhäuten auf. Da die Teleangiektasien häufig zu rezidivierenden Blutungen führen, kann sich bei den betroffenen Personen eine Eisenmangelanämie entwickeln.

Augenveränderungen finden sich typischerweise an der Bindehaut. Intraokulare Augenveränderungen in Form von geschlängelten und erweiterten Netzhautgefäßen kommen bei weniger als 10% der Patienten vor. Gefäßproliferationen an Netzhaut und Papille können zu Netzhaut- oder Glaskörperblutungen führen.

22

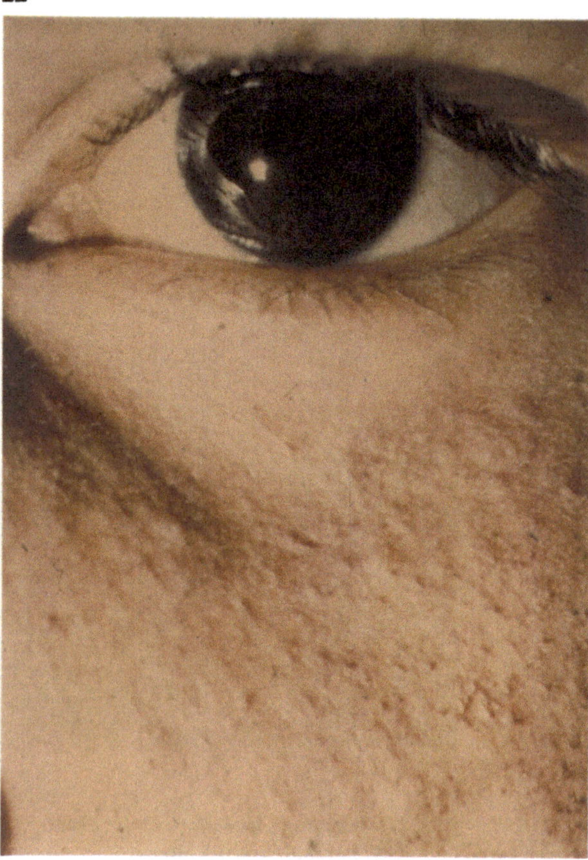

23

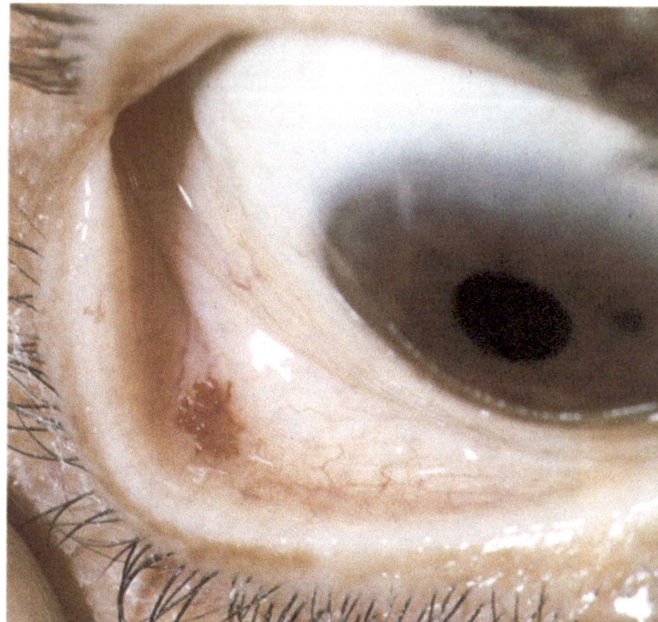

24

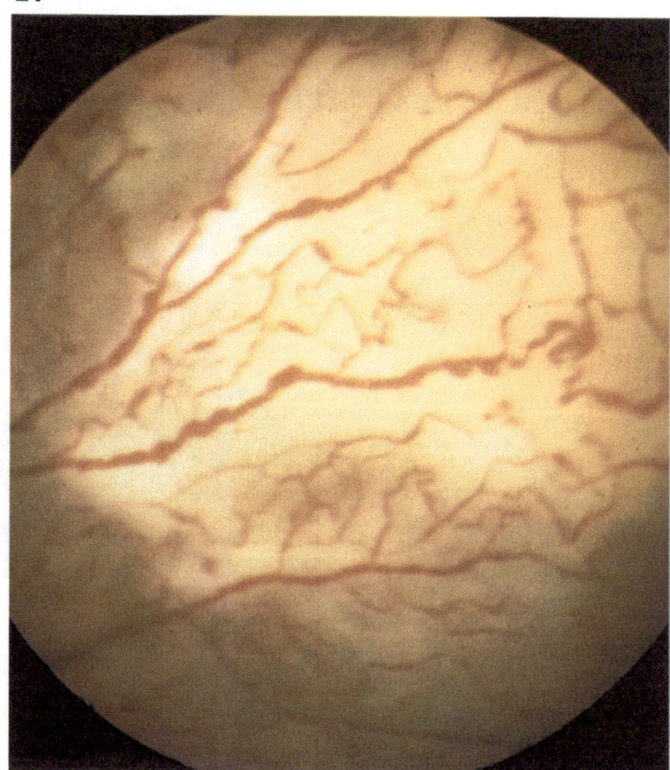

Abb. 22. Multiple Teleangiektasien der Gesichtshaut

Abb. 23. Konjunktivale Teleangiektasien sind typischerweise sternförmig. Die Conjunctive tarsi (Lid) ist häufiger befallen als die Conjunctive bulbi (Augapfel)

Abb. 24. Teleangiektasien der Netzhautgefäße

3 Erworbene Erkrankungen der Gelenke und des Bindegewebes

Viele rheumatische Erkrankungen gehen mit einer Beteiligung der Augen einher. Ähnliche Komplikationen weisen die entzündlichen Gefäßerkrankungen auf, die Bindegewebserkrankungen, wie z. B. dem Lupus erythematodes und der Riesenzellarteriitis zugrunde liegen. Die pathologischen ophthalmologischen Befunde bei diesen Systemerkrankungen ähneln einander und sind zusammen mit den Veränderungen bei anderen Vaskulitisformen in diesem Kapitel aufgeführt. Häufige okuläre Symptome sind eine Konjunktivitis, Skleritis und Episkleritis, vordere (Iritis) und hintere (Chorioiditis) Uveitis, Cataracta complicata, ein Sekundärglaukom und verschiedene Netzhautveränderungen. Da diese Befunde häufig sind und in allen Kombinationen auftreten können, sind die okulären Manifestationen der einzelnen Erkrankungen aufgelistet und besonders charakteristische klinische Bilder ausgewählt.

Gelenkerkrankungen

Rheumatoide Arthritis (primär chronische Polyarthritis): Keratokonjunktivitis sicca, Episkleritis, Skleritis, Iritis, Katarakt, Glaukom.

Morbus Still-Chauffard (juvenile rheumatoide Arthritis): Iridozyklitis, kalzifizierende Hornhautbanddegeneration, Katarakt, Glaukom.

Rheumatisches Fieber: Chorioiditis.

Ankylosierende Spondylitis (Morbus Bechterew): Iritis, Katarakt, Glaukom.

Artheritis psoriatica: Iritis.

Reiter Syndrom: Konjunktivitis, Iritis, Episkleritis, Retinopathie, Neuritis nervi optici.

Gicht: Iritis, Glaukom.

Bindegewebserkrankungen und Vaskulitis

Sklerodermie (progressive systemische Sklerose): Sklerodermie der Lider mit Teleangiektasien und Lagophthalmus, Keratokonjunktivitis sicca, Atrophie des Irisstromas sowie des Musculus dilatator pupillae, ischämische und/oder hypertensive Retinopathie.

Systemischer Lupus erythematodes: Einseitige Protrusio, periorbitales Ödem, Ophthalmoplegie, Diplopie, Keratokonjunktivitis sicca, Episkleritis, Skleritis, Iritis, retinale Vaskulitis mit ischämischer Retinopathie, hypertensive Retinopathie, Chloroquin Retinopathie (iatrogen).

Polymyositis und Dermatomyositis: Violette Verfärbung der Augenlider, periorbitales Ödem, Ptosis, Ophthalmoplegie, Diplopie, Konjunktivitis, Episkleritis, Iritis, ischämische Retinopathie.

Wegener'sche Granulomatose: Protrusio, Ptosis, Episkleritis, Skleritis.

Riesenzellarteriitis: Ophthalmoplegie, Diplopie, Iritis, Skleritis, ischämische Neuritis nervi optici und Retinopathie.

Takayasu'sche Erkrankung (pulsless disease): Amaurosis fugax, retinaler Gefäßverschluß.

Behçet Syndrom: Ophthalmoplegie, Diplopie, Hypopyon-Iritis, retinale Vaskulitis, retinaler Venenverschluß.

Rheumatoide Arthritis (primär chronische Polyarthritis)

Bei dieser Form entzündlicher Gelenkerkrankungen tritt häufig eine Keratokonjunktivitis sicca, Episkleritis, Skleritis und Cataracta complicata auf.

Die Keratokonjunktivitis sicca (trockenes Auge) und Xerostomie (trockener Mund) bilden einen Teil des Sjögren Syndroms; zu diesem Syndrom gehören noch vergrößerte Tränen- und Speicheldrüsen, trockene nasopharyngeale und tracheobronchiale Schleimhäute sowie pathologische Veränderungen des Pankreas, der Gallenwege und der Schilddrüse. Mehr als die Hälfte aller Patienten mit Sjögren Syndrom leiden an einer rheumatoiden Arthritis, andere mögliche Grunderkrankungen sind Sarkoidose (S. 35) und Lymphome (S. 56).

25

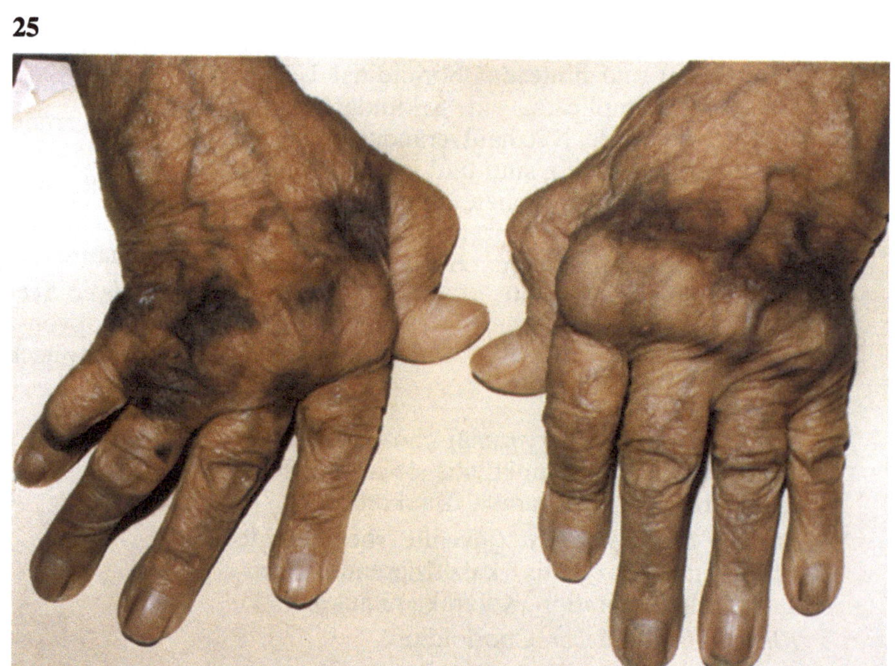

Abb. 25. Rheumatoide Arthritis der Hände

26

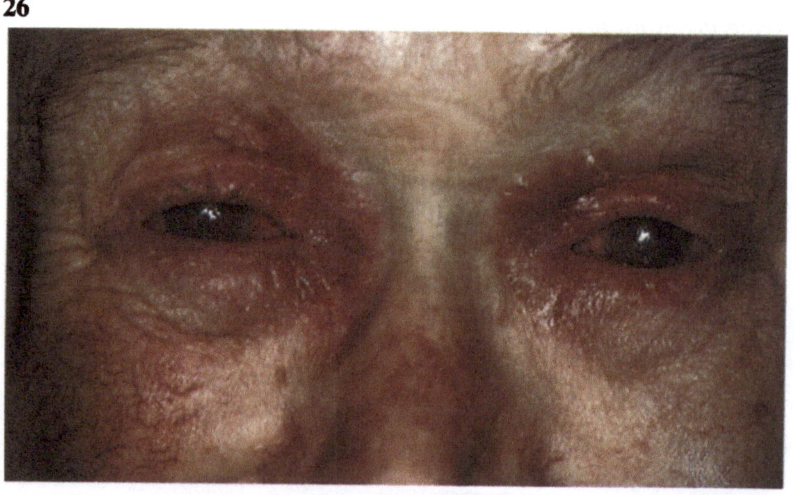

Abb. 26. Keratokonjunktivitis sicca. Die trockenen Augen sind rot, gereizt und beide Hornhäute zeigen Trübungen

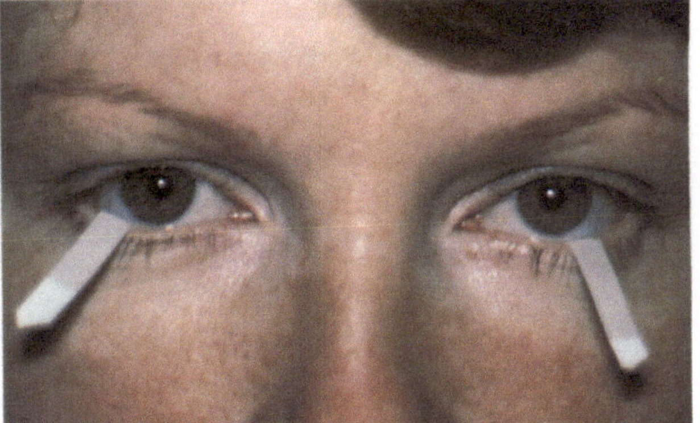

Abb. 27. Schirmer Test zum Nachweis trockener Augen. Das Ausmaß der Tränenproduktion wird mittels eines Filterpapierstreifens festgestellt; die Befeuchtung von weniger als 15 mm in 5 Minuten ist subnormal

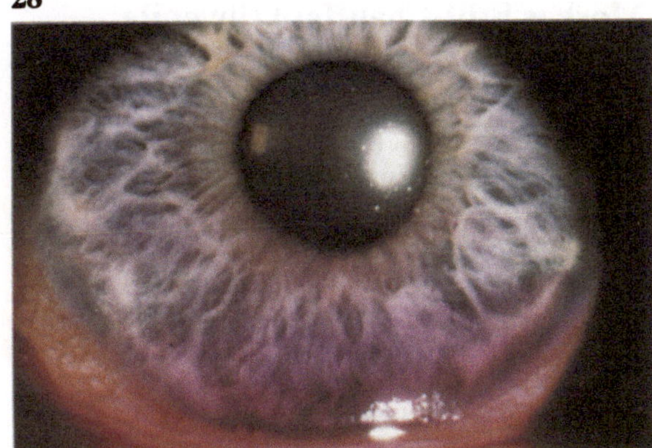

Abb. 28. Bengalrosafärbungstest zum Nachweis trockener Augen. Der rote Farbstoff wird von ausgetrockneten, geschädigten Epithelzellen der Hornhaut und Bindehaut aufgenommen

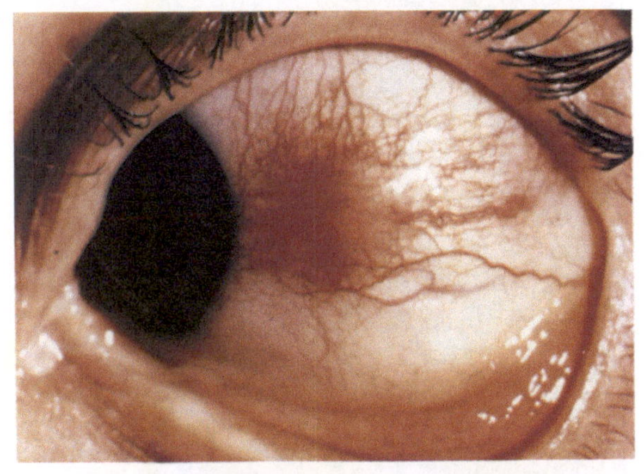

Abb. 29. Eine Episkleritis stellt sich als eine umschriebene und häufig schmerzhafte Entzündung in der lateralen Konjunktiva dar. Die Entzündung der Episklera, des Gewebes zwischen Bindehaut und Sklera, kann auch Zeichen einer Infektion oder einer granulomatösen Erkrankung wie z. B. Tuberkulose, Lepra, Syphilis oder Sarkoidose sein (S. 28 und 35)

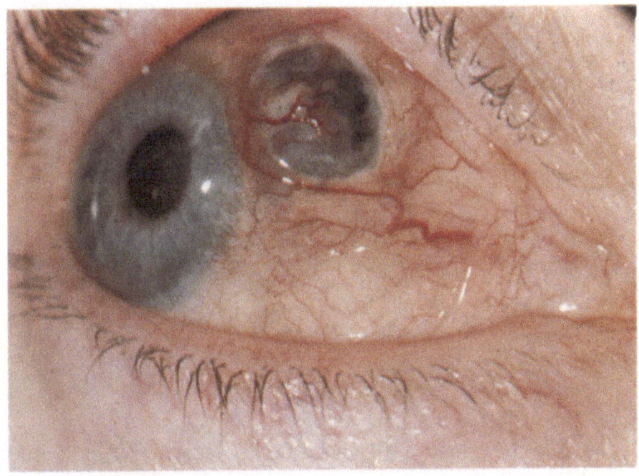

Abb. 30. Skleromalazia perforans. Bei chronischer Skleritis mit nachfolgender Verdünnung der Sklera scheint die darunterliegende Chorioidea hindurch

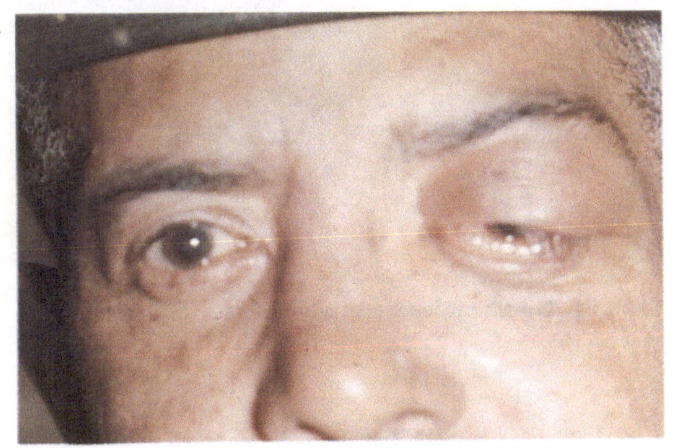

Abb. 31. Protrusio. Dies kann der initiale Befund bei Skleritis posterior sein. Begleitend kommen Papillitis und Netzhautödem vor

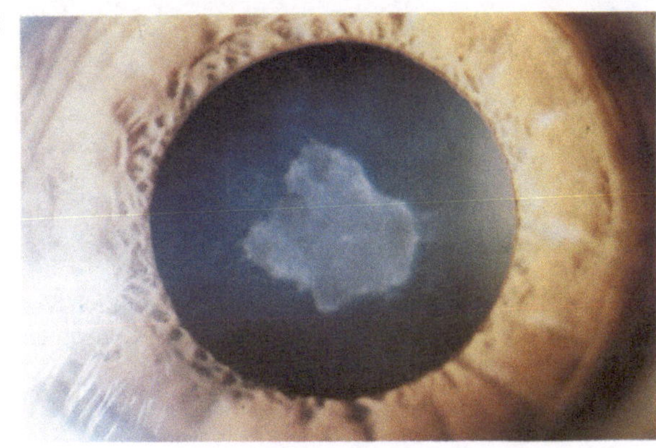

Abb. 32. Eine Cataracta complicata tritt häufig bei Patienten mit rheumatoider Arthritis auf und ist meist durch die längere systemische Behandlung mit Kortison verursacht

Morbus Still-Chauffard (juvenile rheumatoide Arthritis)

Eine Iridozyklitis (Entzündung der vorderen Uvea: Iris und Ziliarkörper), häufig mit schleichendem Beginn, ist eine der schwersten Manifestationen dieser Krankheit. Eine sekundäre Katarakt und bandförmige Hornhautdegeneration bilden später die charakteristische okuläre Trias des Morbus Still.

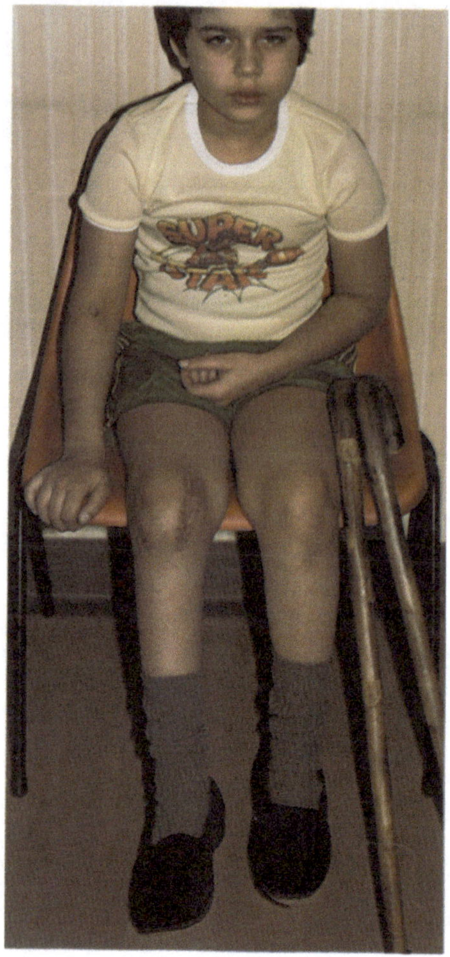

Abb. 33. Morbus Still-Chauffard. Beide Kniegelenke sind betroffen

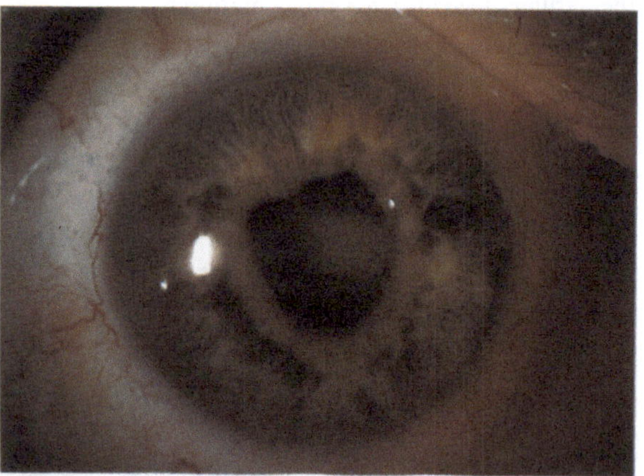

Abb. 34. Iridozyklitis mit entrundeter Pupille durch Verklebungen zwischen Iris und Linse (hintere Synechien)

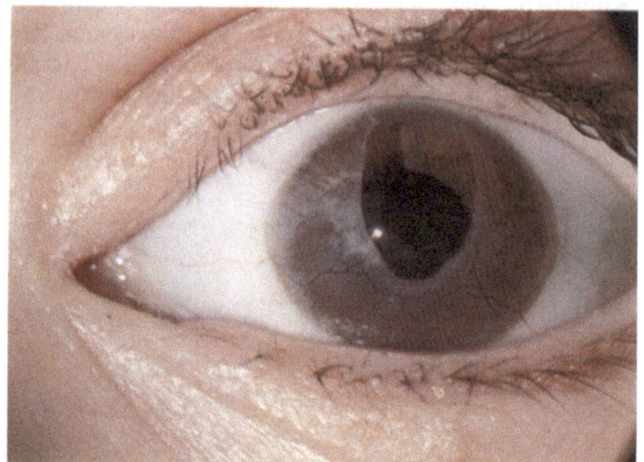

Abb. 35. Hornhautdegeneration als Folge chronischer Iridozyklitis

Reiter Syndrom (Abb. 36)

Die drei Hauptmerkmale dieses Syndroms sind
eine unspezifische Urethritis, Polyarthritis und
Konjunktivitis bzw. Iridozyklitis.

Gicht

Dieser Begriff umfaßt eine Reihe von Störungen, bei denen hohe Harnsäureserumspiegel zusammen mit wiederkehrenden Anfällen einer
akuten Arthritis auftreten. Eine genetische Dis-
position scheint bei primärer Gicht vorzuliegen.
Zu einer sekundären Gicht führen Krankheiten,
die mit einem gesteigerten Nukleinsäurestoff-
wechsel (z. B. myelo- und lymphoproliferative
Krankheiten, Polyzythämie) oder einer verrin-
gerten Ausscheidung von Harnsäure durch die
Niere mit erhöhten Serumharnsäurewerten einhergehen.
Zu den Augenveränderungen gehören Iritis und
Glaukom.

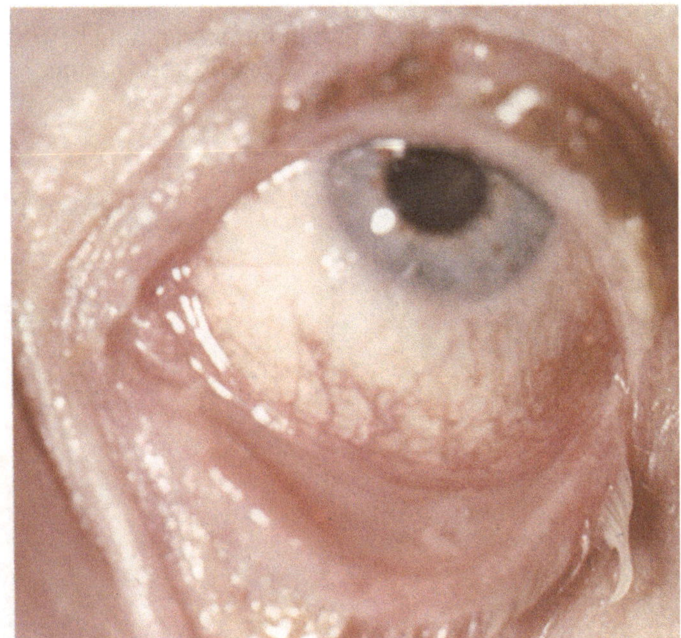

Abb. 36. Konjunktivitis bei Reiter Syndrom

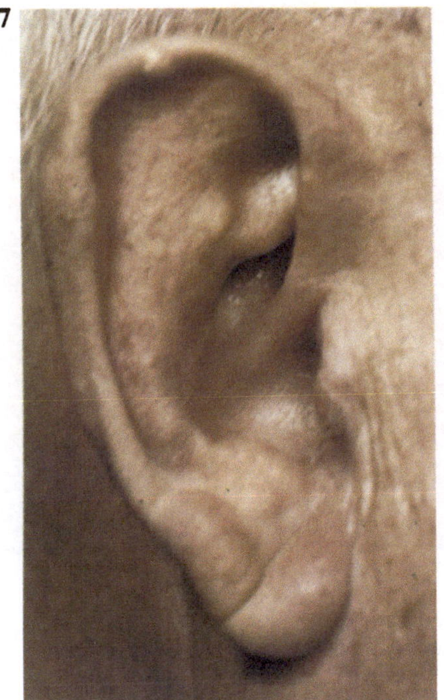

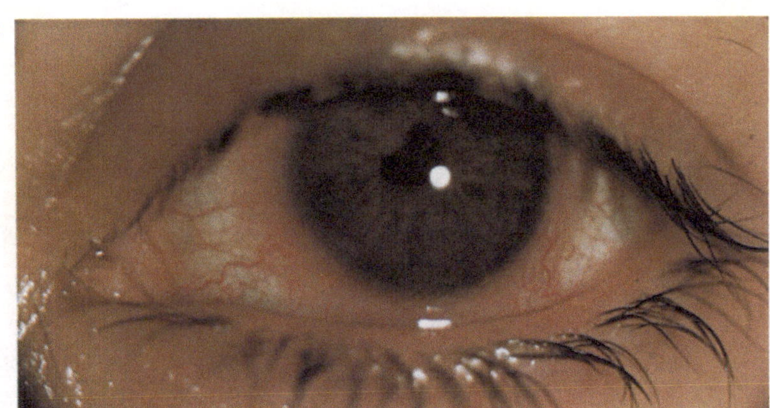

Abb. 37. Gichttophie an der Helix des Ohrs. Kristalle von Mononatrium-
urat werden häufig im Knorpel abgelagert

Abb. 38. Gichtiritis tritt akut auf und ist sehr schmerzhaft. Die Pupille ist
eng und durch hintere Synechien entrundet. Typisch sind erweiterte Blutgefäße am Limbus

Systemischer Lupus erythematodes (SLE)

Diese komplexe Autoimmunerkrankung betrifft neben den Augen viele Gewebe und Organe.

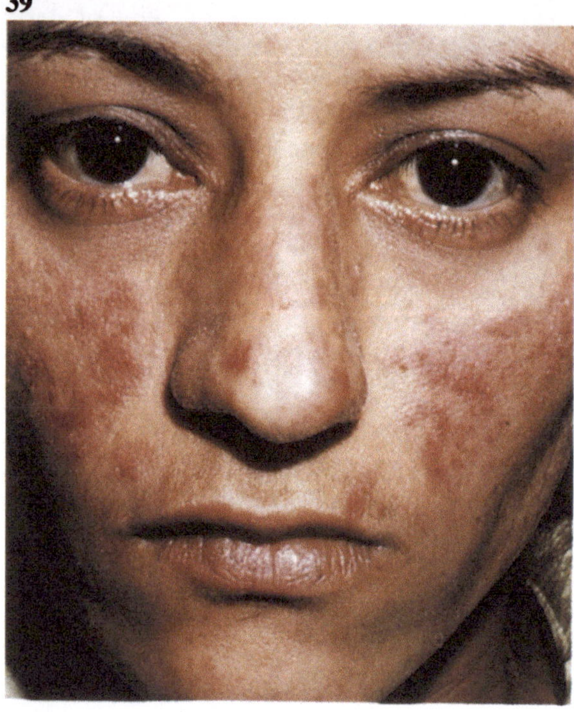

Abb. 39. Ein Schmetterlings-Erythem im Gesicht ist ein klassisches Zeichen des systemischen Lupus erythematodes

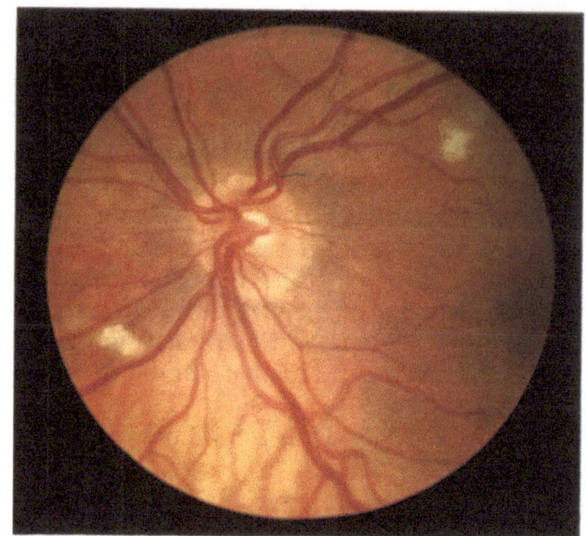

Abb. 40. „Cotton-wool" Herde am Fundus entstehen durch umschriebene retinale Infarkte und sind Zeichen einer schweren retinalen Ischämie (siehe auch S. 44, 48)

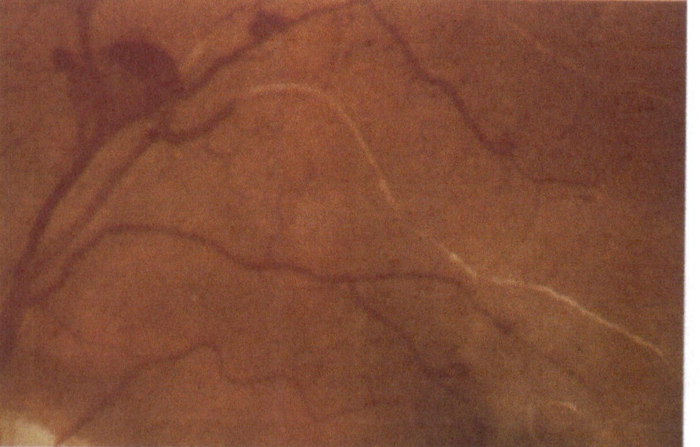

Abb. 41. Obliterierende Vaskulitis. Man sieht weißliche obliterierte Netzhautgefäße und retinale Blutungen

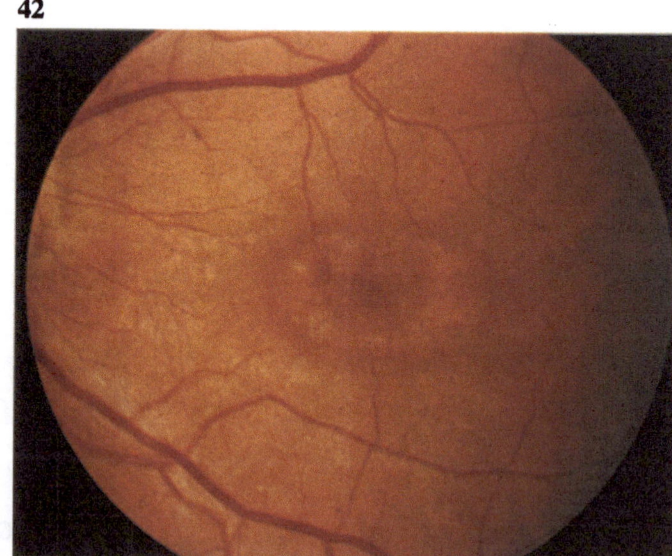

Abb. 42. Chloroquin Retinopathie. Die Toxizität des Chloroquin führt durch Schädigung des retinalen Pigmentepithels zum typischen Schießscheibenbild der Makula; die zentrale Sehschärfe ist deutlich herabgesetzt. Dabei handelt es sich um eine iatrogene Komplikation der Therapie des Lupus erythematodes

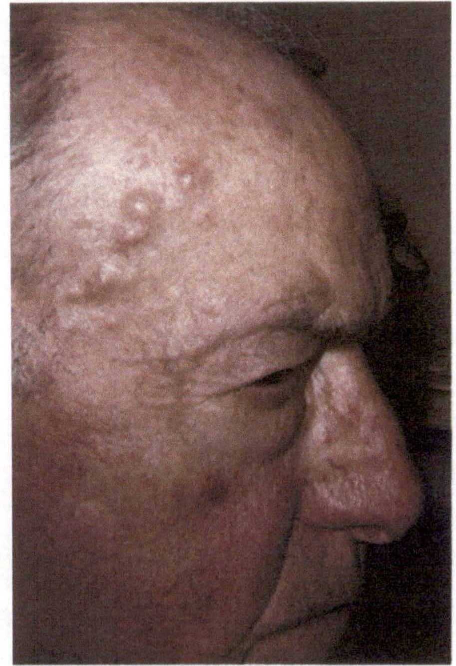

Riesenzellarteriitis

Diese entzündliche Erkrankung der großen und mittleren Arterien kann zu einer Vielfalt von systemischen und okulären Veränderungen führen. Typischerweise besteht eine sehr hohe Blutkörperchensenkungsgeschwindigkeit.

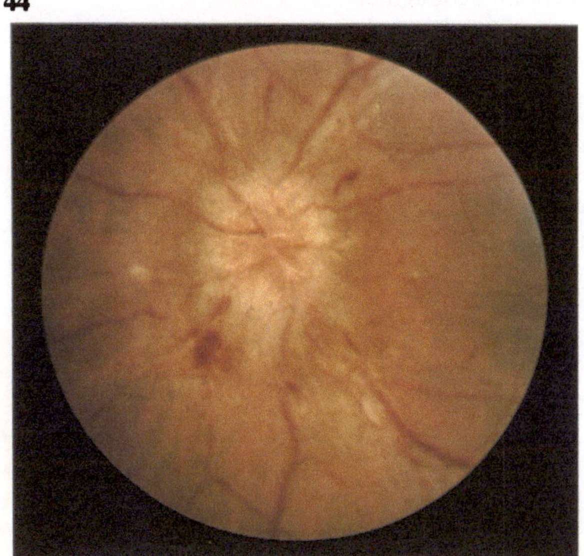

Abb. 43. Riesenzellarteriitis der Arteria temporalis. Das entzündete Gefäß ist schmerzhaft und druckempfindlich; die Biopsie zeigt mehrkernige Riesenzellen in der Lamina elastica der Gefäßwand

Abb. 44. Zur vorderen ischämischen Optikusneuropathie (Apoplexia papillae) führt der Befall der hinteren Ziliararterien. Die Papille ist blaß, geschwollen, es besteht eine deutliche Sehverschlechterung

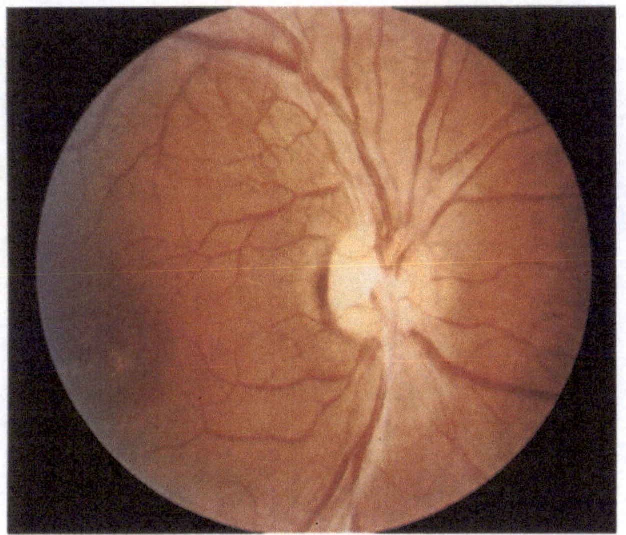

Takayasu'sche Erkrankung

Diese idiopathische, entzündliche Erkrankung der großen und mittleren Arterien führt zu dem progressiven Verschluß der größeren Äste des Aortenbogens. Daraus resultieren die Symptome der arteriellen Insuffizienz, wie auch die Pulslosigkeit der peripheren Arterien. Eine Amaurosis fugax kann erstes Zeichen dieser Erkrankung sein.

Abb. 45. Takayasu'sche Erkrankung. Es liegt ein Zentralarterienverschluß vor

Behçet Syndrom

Zur klassischen Trias klinischer Befunde bei dieser chronisch-entzündlichen Systemerkrankung
gehören eine Augenentzündung (vordere Uveitis), rezidivierende Stomatitis mit Aphthen und
Genitalulcera. Außerdem werden eine Polyarthritis, Thrombophlebitis, Meningoenzephalitis
sowie Hautläsionen beobachtet.

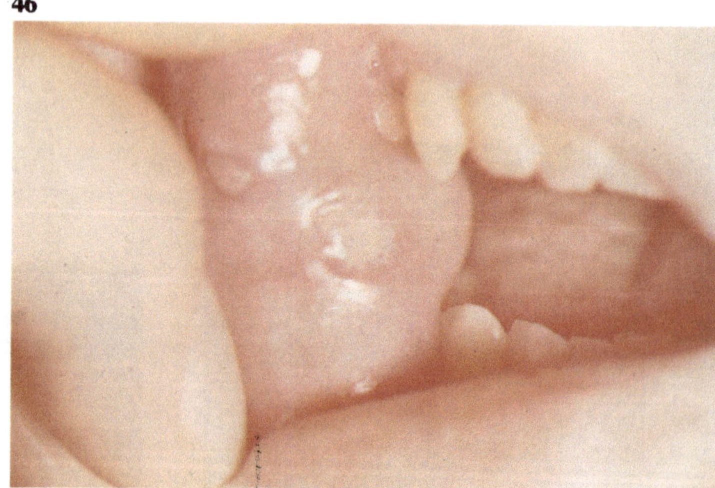

Abb. 46. Aphthen der Wangenschleimhaut sind typisch
für das Behçet Syndrom

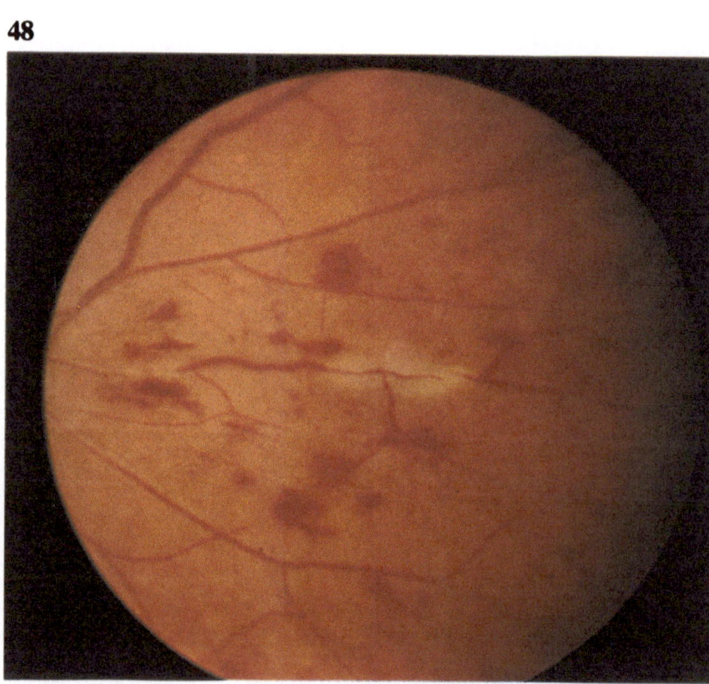

Abb. 47. Hypopyon bei Iritis

Abb. 48. Retinaler Venenverschluß. Der Verschluß trat in
Folge einer Periphlebitis auf

4 Infektionen, Infestationen und Granulomatosen

Eine Augenbeteiligung kann bei fast allen systemischen Infektionen, ob durch Bakterien, Spirochäten, Viren, Pilze oder Parasiten vorkommen. Die Sarkoidose, eine granulomatöse Entzündung, deren Ätiologie noch nicht geklärt ist, ist aufgrund ihrer der Tuberkulose ähnelnden Befunde mit in dieses Kapitel aufgenommen.

Bakterielle Infektionen
Bakterielle Sepsis

Bakterielle Embolie bei einer Sepsis können zu einer metastatischen intraokularen Infektion führen.

49

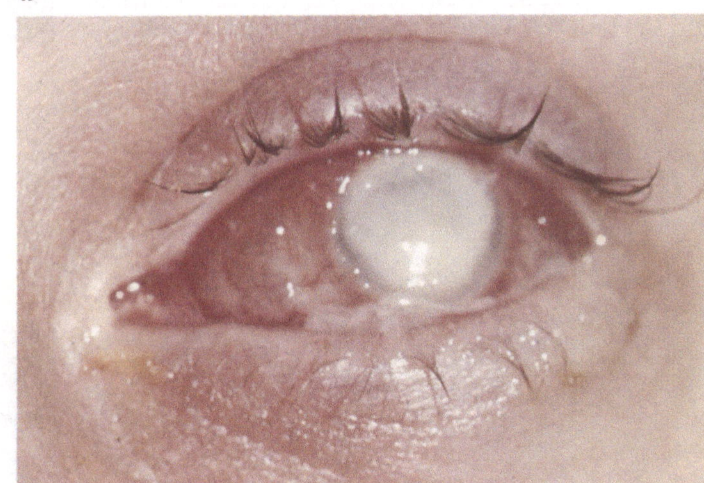

Abb. 49. Septische Endophthalmitis mit Nekrose der Kornea. Der primäre Herd der Infektion war eine Staphylokokken Furunkulose bei einem diabetischen Patienten

50

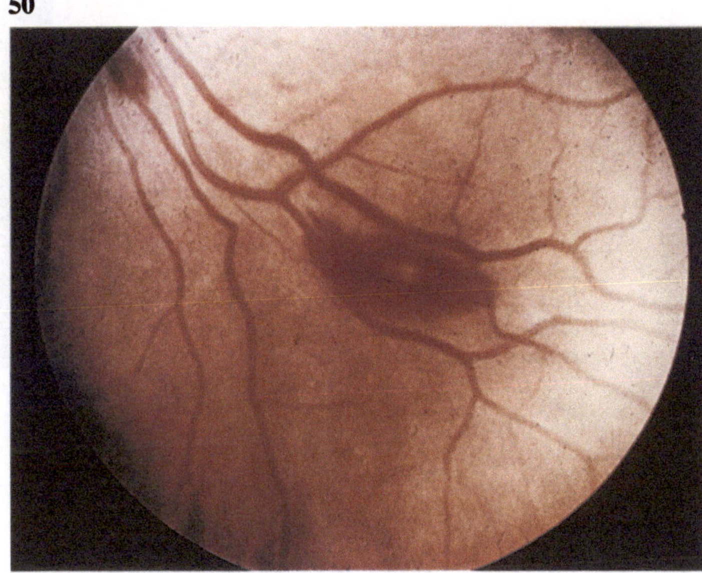

Abb. 50. Ein **septischer Embolus** hat bei einem Patienten mit subakuter bakterieller Endokarditis zu einer ovalen Blutung mit weißem Zentrum (Roth-Herd, Kokarde) in der Retina geführt. Roth-Herde sind nicht pathognomonisch für eine bakterielle Endokarditis, sie können auch bei Anämie oder Leukämie angetroffen werden (S. 53 und 56)

Tuberkulose

Zu den Augenveränderungen bei der Tuberkulose gehören konjunktivale Geschwüre, Conjunctivitis phlyctaenulosa, Episkleritis, sklerosierende Keratitis, Uveitis und Ablagerungen in der Chorioidea.

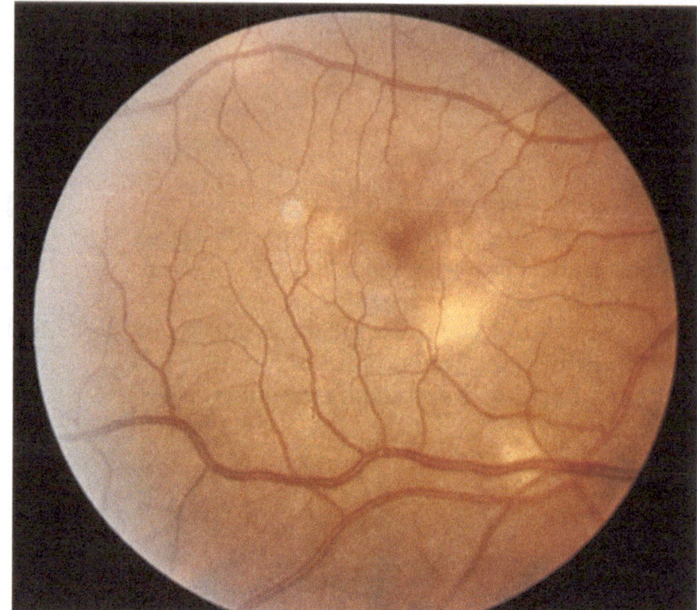

Abb. 51. Miliartuberkulose. Unscharf begrenzte weiße Tuberkel sind über den Fundus verteilt

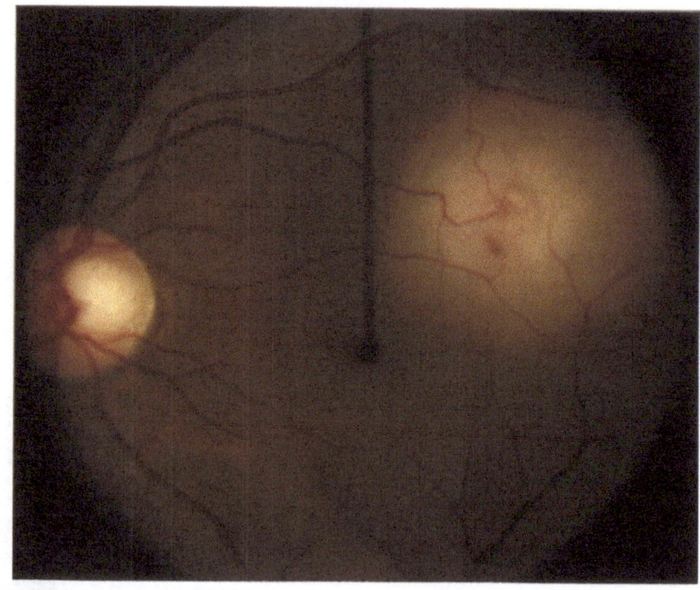

Abb. 52. Chorioidales Tuberkulom. Temporal der Papille sieht man eine cremig blasse tuberkulöse Ablagerung mit umgebender seröser Netzhautabhebung. Solitäre chorioidale Tuberkulome sind selten; sie haben häufig kleine oberflächliche Blutungen. (Der dunkle senkrechte Strich ist die Abbildung eines Fixationsobjektes, das in die Photokamera eingebaut ist)

Spirochäteninfektion

Syphilis

Die kongenitale Syphilis kann mit folgenden Augenveränderungen einhergehen: Keratitis parenchymatosa, vordere Uveitis (Iridozyklitis), bandförmige Hornhautdegeneration, Sekundärglaukom, Neuritis nervi optici oder Optikusatrophie, Chorioretinitis („Pfeffer und Salz" Fundus) und chronischer Dakryozystitis.

Die erworbene Syphilis kann zu einer beidseitigen Ptosis, einer Argyll-Robertson Pupille, vorderen Uveitis, retinalen Vaskulitis, Chorioretinitis, Neuritis nervi optici und Optikusatrophie führen.

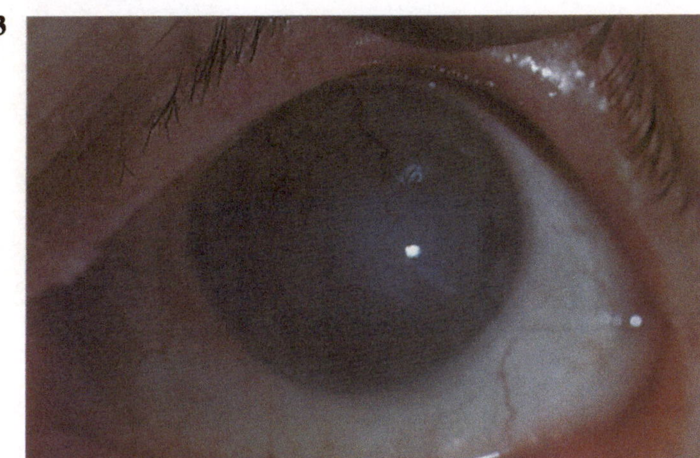

Abb. 53. Eine Keratitis parenchymatosa hat zur Eintrübung der Hornhaut geführt. Keratitis parenchymatosa, Taubheit und Mißbildung der vorderen Schneidezähne sind als Hutchinson Trias bei der kongenitalen Syphilis bekannt

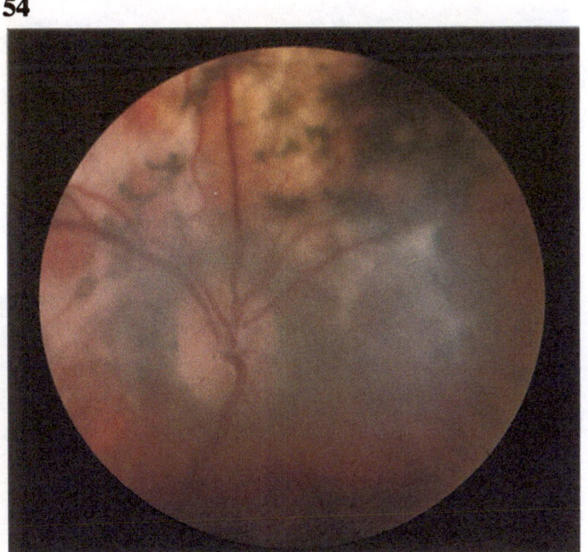

Abb. 54. Chorioretinitis bei erworbener Syphilis mit diffus verteilten pigmentierten chorioretinalen Narben

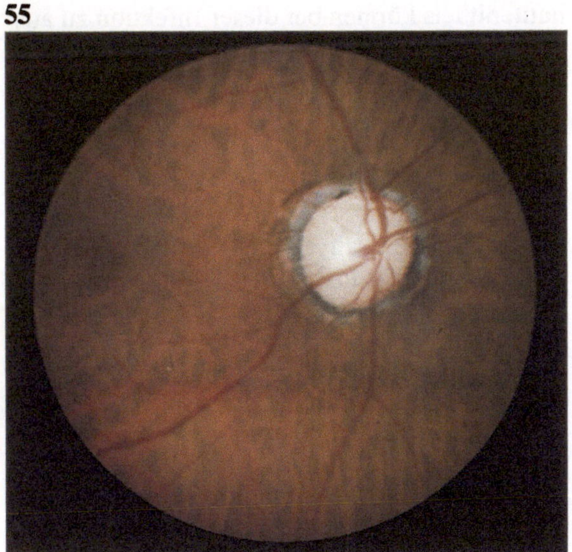

Abb. 55. Sehnervenatrophie bei tertiärer Syphilis

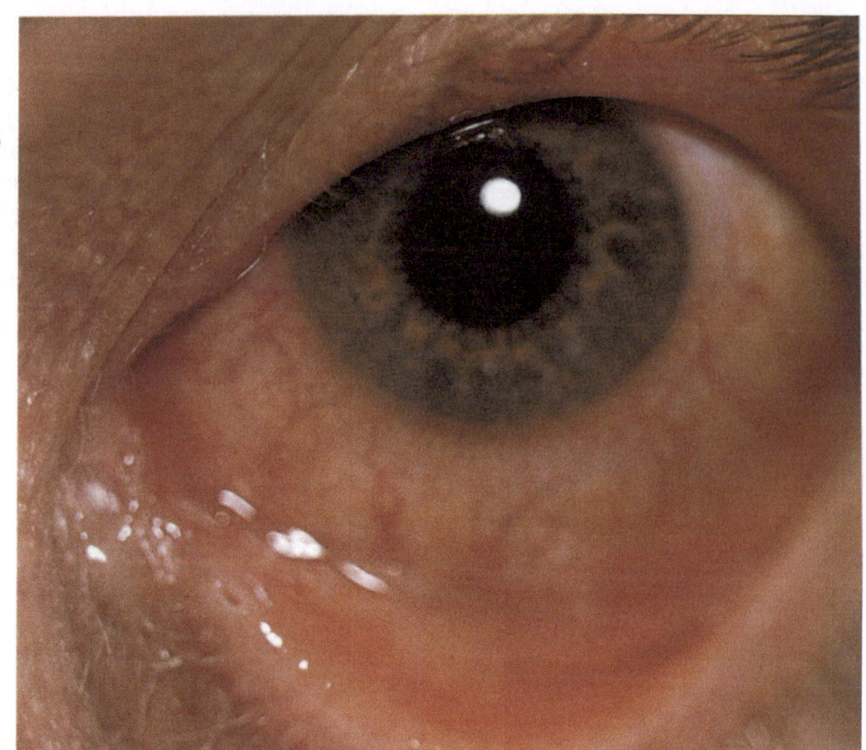

Abb. 56. Konjunktivitis bei Masern.
Sowohl die bulbäre (Augapfel) als
auch die tarsale (Lider) Konjunktiva
sind beteiligt

Virale Infektionen

Masern (Morbilli) (Abb. 56)

Akute Konjunktivitis und Erosionen des Horn-
hautepithels können bei dieser Infektion zu ausgeprägter Photophobie führen.

Röteln (Rubeola)

Auch bei Röteln tritt häufig eine Konjunktivitis
auf, sie betrifft jedoch im Gegensatz zu der Entzündung bei Masern meist nur den bulbären
Teil.
Röteln der Mutter im ersten Trimester der
Schwangerschaft können über eine teratogene
intraauterine Infektion zum kongenitalen Rö-
teln-Syndrom führen. Zu den Augenveränderungen bei diesem Syndrom gehören Mikro-
phthalmie, Katarakt, Glaukom, Uveitis, Irisatro-
phie und „Pfeffer und Salz" Retinitis.

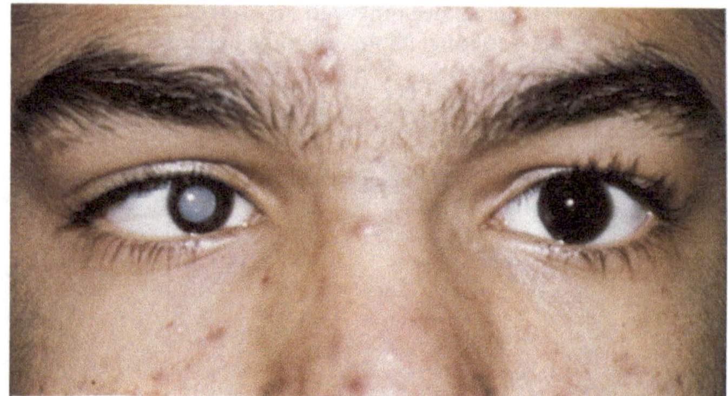

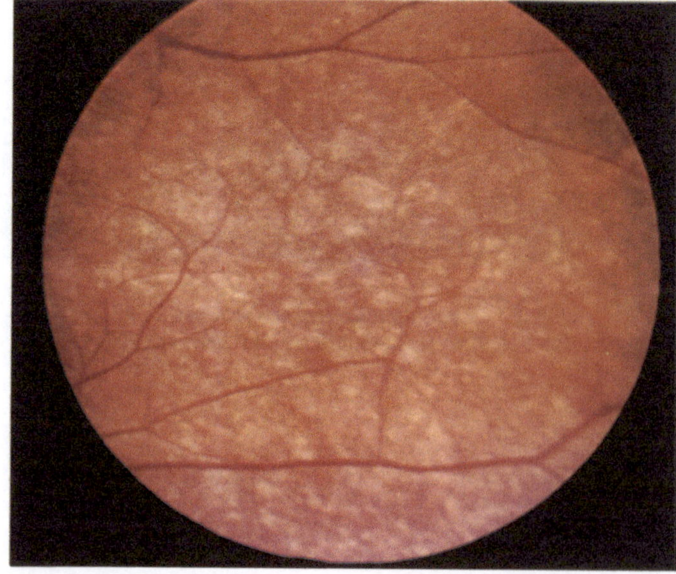

Abb. 57. Kongenitale Röteln mit Mikrophthalmus, Katarakt und Strabismus

Abb. 58. Die Rötelnretinitis führt zu einer unregelmäßi-
gen Pigmentierung des Augenhintergrundes

Varizellen-Zoster Infektionen

Das Herpesvirus, Varizellen-Zoster kann zu zweierlei Erkrankungsformen führen:
Bei der Varizelleninfektion (Windpocken) besteht ein Exanthem mit Bläschen an den Lidern, Bindehaut und Limbus; manchmal tritt zusätzlich eine geringgradige Keratitis oder vordere Uveitis (Iritis) auf.
Herpes zoster (Gürtelrose) tritt nach einer primären Windpockeninfektion mit Beteiligung der dorsalen Wurzel oder der extramedullären sensorischen Hirnnervenganglien auf. Die Reaktivierung des latenten Virus in den sensorischen Ganglien führt zur klinischen Erkrankung, die Jahre nach der Primärinfektion ausbrechen kann. Wenn das Ganglion trigeminale beteiligt ist, kann ein Hautausschlag mit Bläschen im Bereich des Nervus ophthalmicus erscheinen, daher der Name „Herpes zoster ophthalmicus".

Eine Augenbeteiligung ist häufig und kann zu folgenden Befunden führen:

Augenlider:	bläschenförmiger Hautausschlag, Blepharitis, Narbenbildung mit Trichiasis
äußere Augenmuskeln:	Hirnnervenlähmungen, Myositis
Konjunktiva:	Konjunktivitis
Kornea:	Hornhautinfiltrate, herabgesetzte Sensibilität, Ulcera evtl. mit Perforation (selten)
Sklera:	Skleritis
Linse:	Katarakt
Uvea:	Uveitis mit Sekundärglaukom (20%), Irisatrophie mit Pupillenveränderungen, Chorioiditis
Retina:	nekrotisierende vasookklusive Retinitis
Nervus opticus:	Neuritis nervi optici (selten)

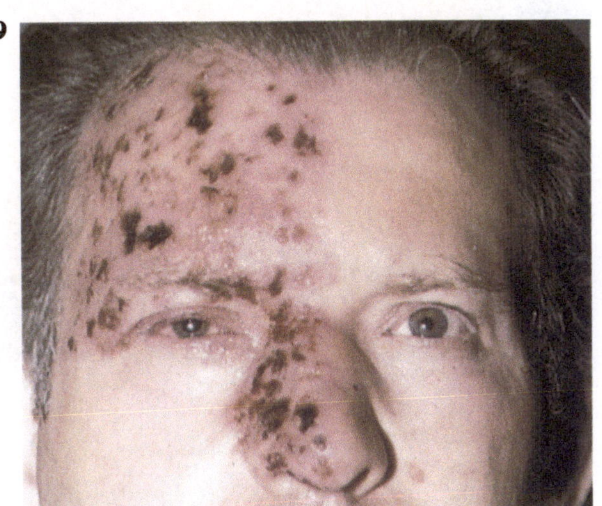

Abb. 59. Herpes zoster ophthalmicus. Der bläschenbildende Hautausschlag liegt im Verteilungsgebiet des Nervus ophthalmicus des fünften Hirnnerven. Der Befall der Nasenspitze, die vom N. nasociliaris versorgt wird, weist auf ein hohes Risiko für eine intraokulare Beteiligung hin (Hutchinson Zeichen)

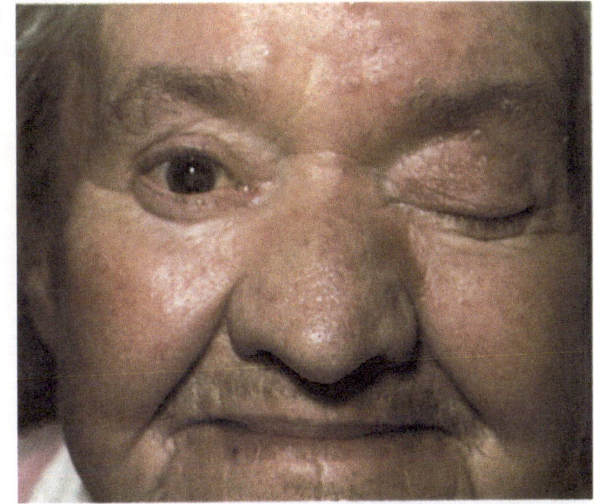

Abb. 60. Ptosis bei linksseitiger Nervus oculomotorius Parese. Die Beteiligung der die äußeren Augenmuskeln versorgenden Hirnnerven kommt in 10% der Fälle vor; sie ist meist vorübergehend und hinterläßt nur geringe Defekte. Auf der linken Stirnhälfte und dem oberen Augenlid sieht man noch verbliebene Bläschen.

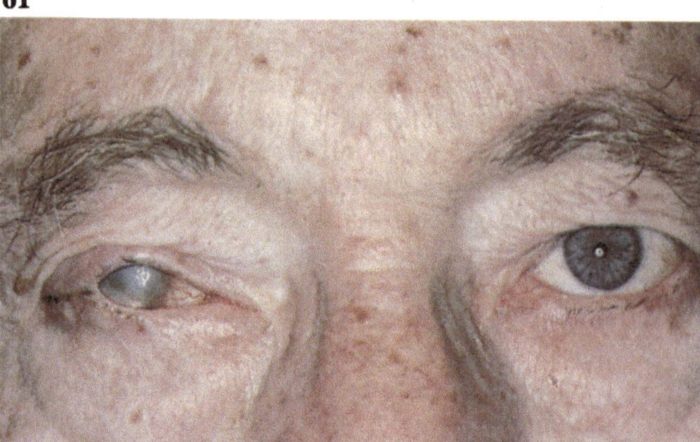

Abb. 61. Hornhauttrübung bei herabgesetzter Hornhautsensibilität. Es liegt eine laterale Tarsorrhaphie vor

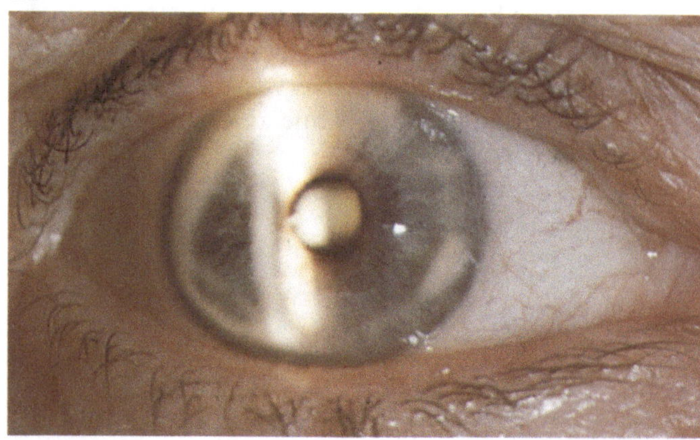

Abb. 62. Kataraktbildung infolge einer vorderen Uveitis und eines Sekundärglaukoms. Die dunklere Färbung der Iris bei 9 Uhr stellt einen atrophischen Bereich nach umschriebener Vaskulitis dar und ist typisch für den Herpes zoster ophthalmicus

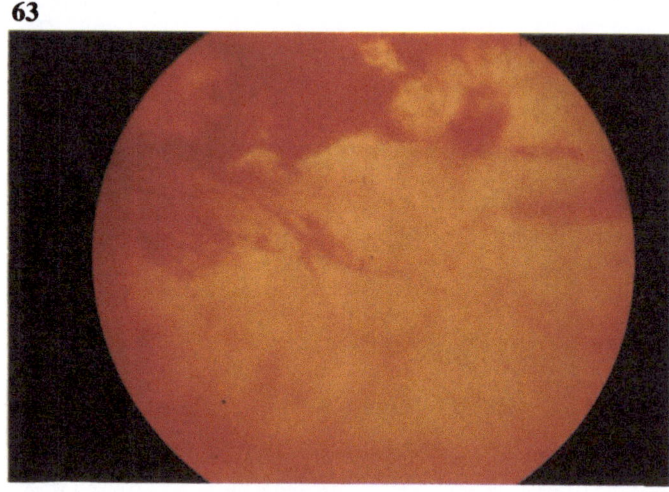

Abb. 63. Akute Netzhautnekrose in Verbindung mit retinalem Gefäßverschluß

Pilzinfektionen

Metastatische Pilzendophthalmitis

Sie kann bei herabgesetzter Immunabwehr vorkommen. Die Gefahr ihres Auftretens besteht auch bei länger dauernder parenteraler Ernährung und bei der intravenösen Drogenapplikation.

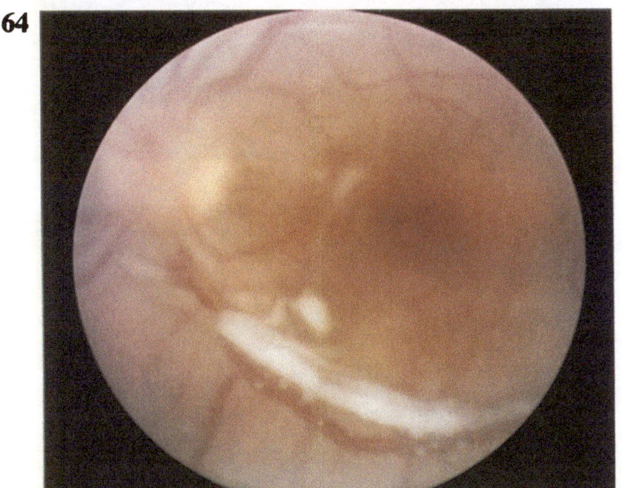

Histoplasmose

Diese chronische Entzündung der Atemwege wird durch den Pilz Histoplasma capsulatum verursacht; in den Flußtälern des Ohio und des Mississippi ist diese Erkrankung endemisch.

Abb. 64. Candida albicans Retinitis bei einem Drogensüchtigen. Bei erschwertem Einblick auf den Augenhintergrund durch entzündliche Exsudate im Glaskörper kann man mehrere unscharf begrenzte cremigweiße Ablagerungen in der Retina erkennen

Abb. 65. Post mortem Präparat. Man sieht mehrere Candida albicans Herde in der Netzhaut

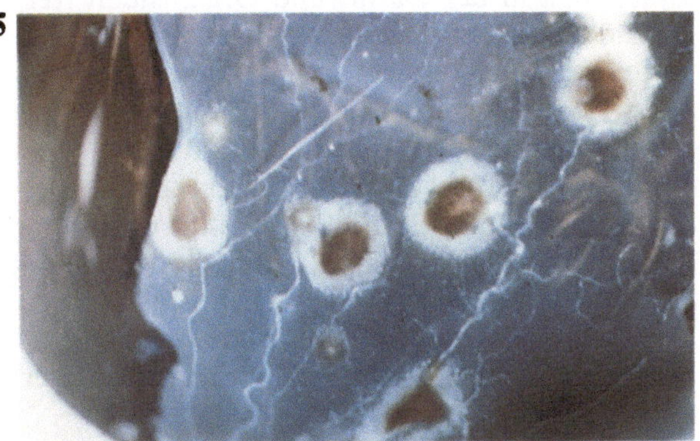

Das „presumed ocular histoplasmosis" Syndrom findet sich bei Menschen, die einen positiven Histoplasmahauttest haben. Dazu gehören makulanahe Blutungen und scheibenförmige Narbenbildungen, peripapilläre und in der Fundusperipherie verstreute atrophische Herde („Histo spots"). Obwohl epidemiologische Studien darauf hinweisen, daß Histoplasma Erreger dieses Syndroms ist, beobachtet man diese pathologischen Veränderungen auch in Europa, wo Histoplasmen nicht vorkommen.

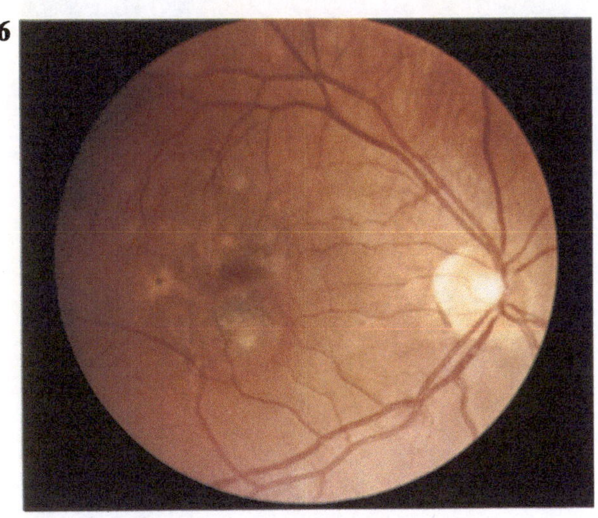

Abb. 66. „Presumed ocular histoplasmosis" mit einer tiefen Netzhautblutung im Makulabereich

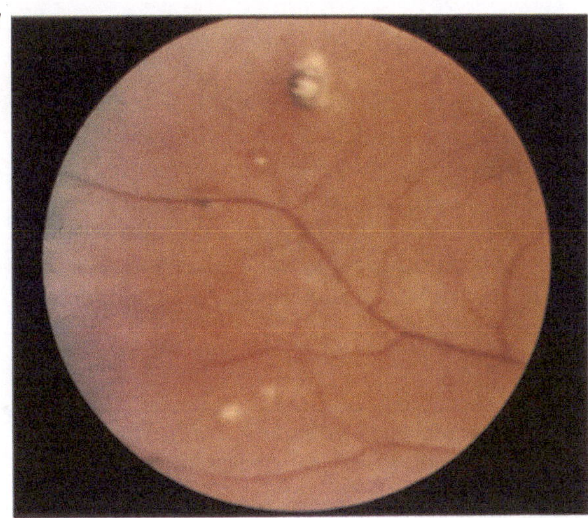

Abb. 67. „Histo spots" am peripheren Fundus

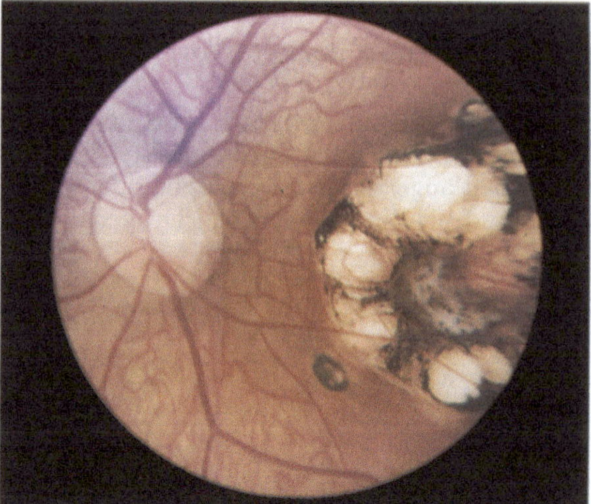

Abb. 68. Nekrotisierende Retinochorioditis, die zu einer pigmentierten atrophischen Narbe am Augenhintergrund geführt hat

Parasitäre Infektionen

Toxoplasmose (Abb. 68)

Diese Protozoeninfektion wird durch den Kontakt mit Katzenkot oder durch den Genuß von rohem oder ungenügend gekochtem Fleisch erworben. Die aufgenommene Toxoplasma gondii Zyste setzt in der Darmwand Organismen frei, die sich über Blut und Lymphwege im Körper verteilen. Die Vermehrung der Trophozoiten führt zu fokaler Gewebsnekrose mit umgebender ausgeprägter zellulärer Reaktion.

Eine Augenbeteiligung mit nekrotisierender Retinitis tritt in nur ca. 1% der Fälle von erworbener Toxoplasmose auf. Bei der kongenitalen Toxoplasmose sind die Augen immer beteiligt. Die transplazentare Infektion findet nur bei Infektion der Mutter im ersten Trimenon der Schwangerschaft statt.

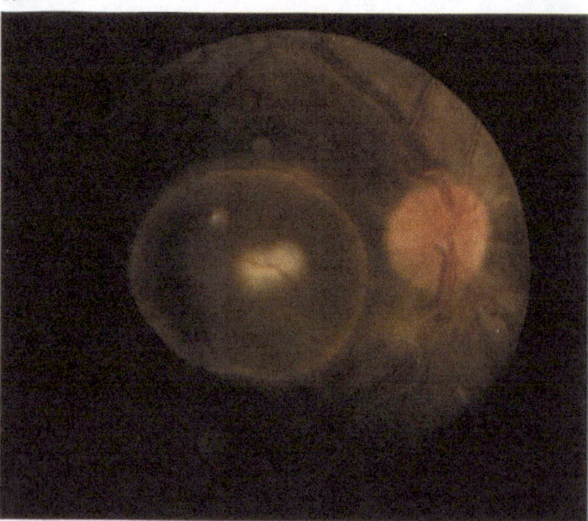

Zystizerkose (Abb. 69)

Sie wird durch den Genuß von nicht ausreichend gekochtem, mit Eiern des Bandwurms Taenia solium verunreinigtem Schweinefleisch erworben. Die den Eiern entschlüpfenden Embryonen durchbohren die Darmwand und verteilen sich über den Blutkreislauf in mehrere Organe, in denen sie sich in einer Zyste zu Larven entwickeln (Cysticerci), besonders auch im subretinalen Gewebe, der Linse oder der Vorderkammer. 50% der Patienten weisen eine orbitale oder intraokulare Beteiligung auf.

Trichinose (Abb. 70)

Diese Nematodeninfektion erwirbt man durch das Essen von Fleisch, das eingekapselte Larven des Rundwurms Trichinella spiralis enthält. Die Larven penetrieren die Darmwand, erreichen die Muskeln über den Blutkreislauf und verursachen dort eine Myositis mit Fieber und Eosinophilie. Typischerweise tritt ein periorbitales Gesichtsödem auf.

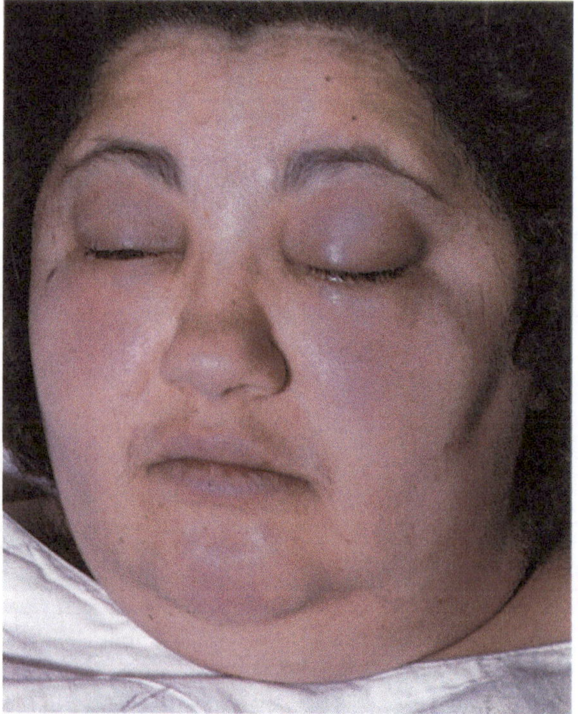

Abb. 69. Intraokulare Zystizerkose. In einer durchsichtigen, papillennahen Blase am Augenhintergrund ist eine Larve zu erkennen

Abb. 70. Periorbitales- und Gesichtsödem bei Trichinose

Granulomatosen

Sarkoidose

Die Sarkoidose ist eine entzündliche Erkrankung unklarer Genese, die fast alle Organe des Körpers befallen kann. Infektionen sowie Störungen des Autoimmunsystems wurden als Ursache angeschuldigt, jedoch nicht bewiesen. Der charakteristische histologische Befund ist das Epitheloidzellengranulom ähnlich dem bei Tuberkulose, aber ohne Verkäsung.

Die am häufigsten diagnostizierte Augenaffektion bei Sarkoidose ist eine akute granulomatöse Uveitis. Zu den weiteren Augenbefunden gehören Infiltration der Tränendrüse mit Keratokonjunktivitis sicca, Protrusio, Lagophthalmus bei rezidivierender Lähmung des Nervus facialis, Bindehautinfiltration, bandförmige Hornhautdegeneration, meningeale Infiltration, Neuritis nervi optici, retinale Periphlebitis mit Gefäßverschluß.

71

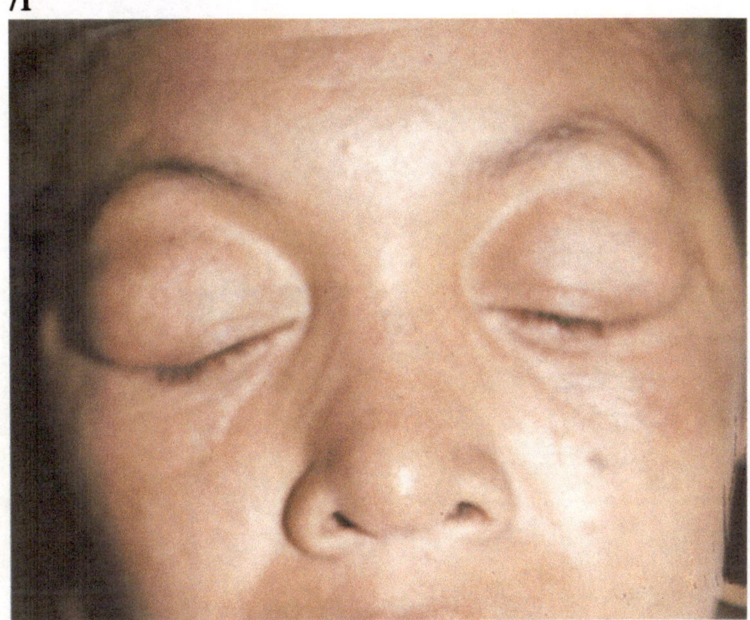

Abb. 71. Die Infiltration der Tränendrüse bei Sarkoidose führt zu einer Keratokonjunktivitis sicca und ist eines der Symptome beim Sjögren Syndrom (siehe S. 20)

72

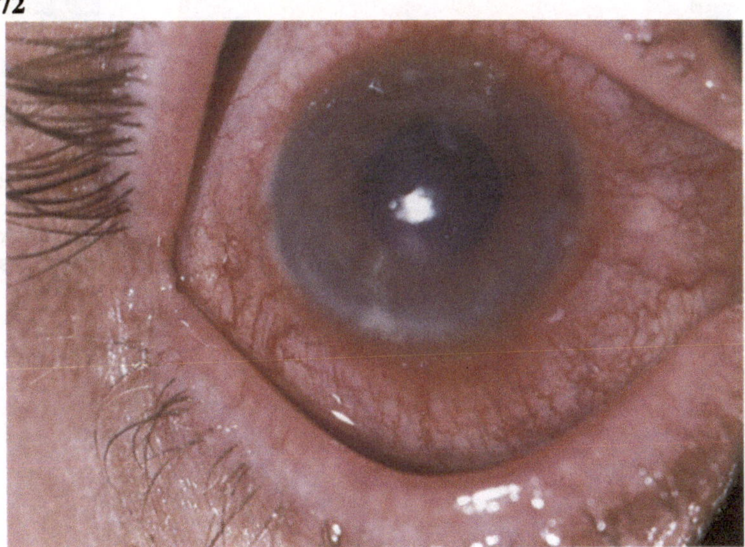

Abb. 72. Akute granulomatöse vordere Uveitis (Iritis). Die ziliare Injektion am Limbus corneae ist typisch für eine Iritis. Die Trübung der Hornhaut beruht sowohl auf einem Sekundärglaukom als auch auf einer Ablagerung entzündlicher Exsudate (Hornhautpräzipitate) auf dem Hornhautendothel

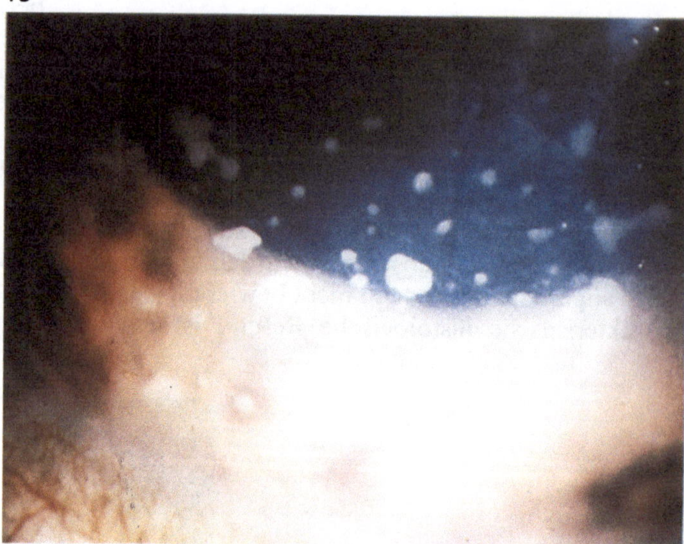

Abb. 73. Speckige Präzipitate auf der Hornhautrückfläche sind für Sarkoidose und andere granulomatöse Entzündungen typisch

Abb. 74. Bei der Sarkoidose besteht eine **retinale Periphlebitis**

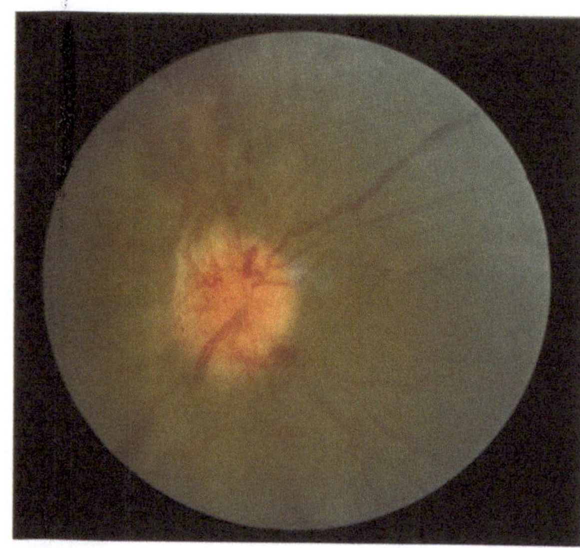

Abb. 75. Retinaler Venenverschluß mit Netzhautblutungen als Folge einer Periphlebitis. Die retinale Ischämie hat zur Ausbildung neuer Gefäße auf der Papille geführt; diese neuen Gefäße sind zart und neigen zu Blutungen

5 Hauterkrankungen

Eine Augenbeteiligung findet sich bei solchen Hauterkrankungen, bei denen die krankhaften Veränderungen an Haut und Auge Ausdruck derselben Grunderkrankung sind. Die Befunde können einen topographischen Bezug haben, z. B. endogenes Ekzem bei Atopie, Akne rosazea, Herpes zoster ophthalmicus (S. 31) oder Teil einer Systemerkrankung sein wie z. B. beim Stevens-Johnson Syndrom und den Phakomatosen (S. 60).

Endogenes Ekzem (bei Atopie)

Bei dieser Form der Dermatitis treten bei erhöhten IgE Spiegeln Heufieber und Asthma sowie Komplikationen an den vorderen Augenabschnitten auf.

76

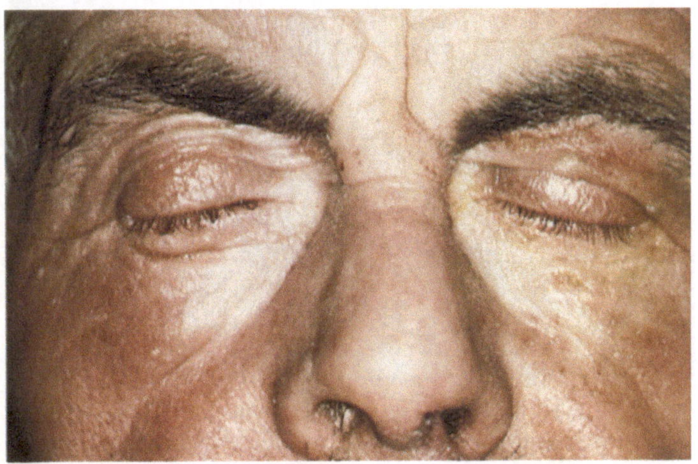

Abb. 76. Endogenes Ekzem mit trockenem Erythem der Gesichtshaut und der Augenlider

77

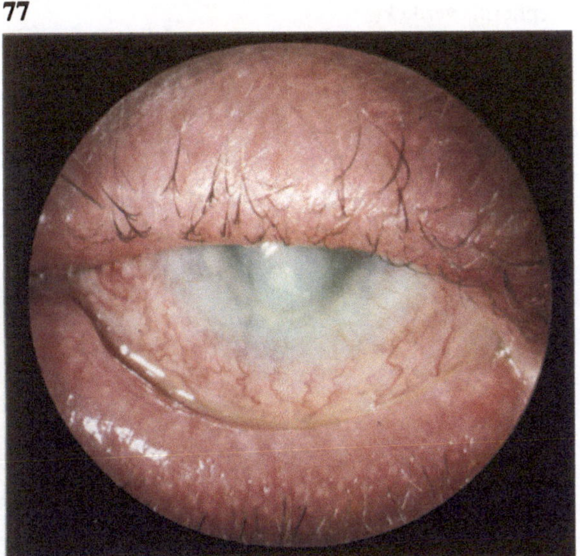

Abb. 77. Endogenes Ekzem. Die Haut der Augenlider ist verdickt, schuppig und die meisten Wimpern fehlen. Die Bindehautgefäße sind erweitert, ein Hornhautulkus (gelbgrün angefärbt mit Fluoreszein) und eine Katarakt setzen die Sehschärfe herab

78

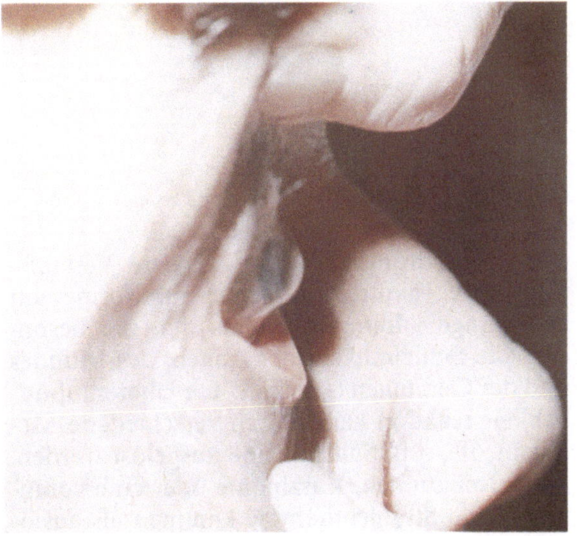

Abb. 78. Keratokonus. Auch ein Keratokonus wird im Zusammenhang mit einer atopischen Keratokonjunktivitis beobachtet. Die verdünnte Hornhaut ist nach vorne gewölbt

Akne rosazea

Diese chronische Dermatose der Gesichtshaut
zeichnet sich durch Teleangiektasien, Pustelbil-
dung, ein diffuses Erythem und ein Rhinophym
aus.

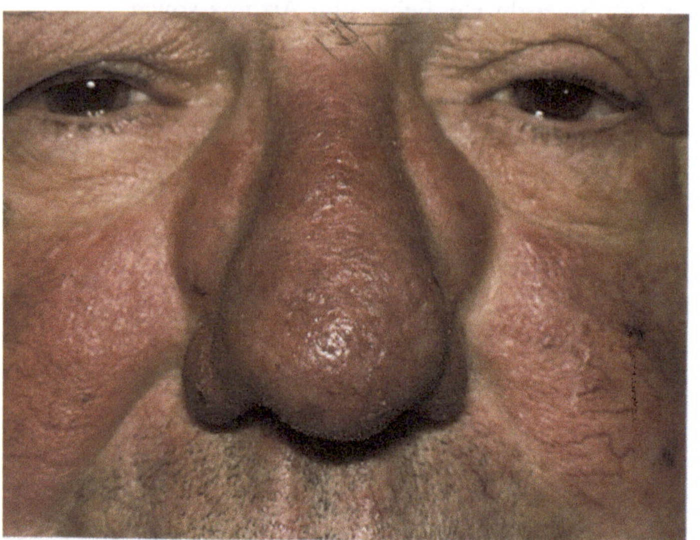

Abb. 79. **Akne rosazea** mit Erythem, Teleangiektasien
und beginnender Hypertrophie der Nasenhaut (Rhinophym)

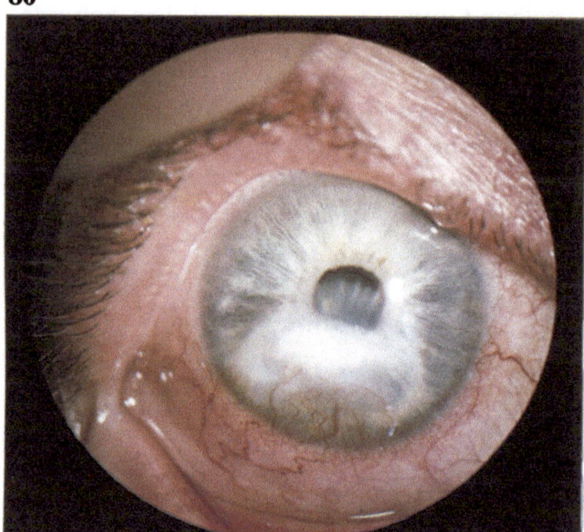

Abb. 80. Akne rosazea Keratokonjunktivitis. Teleangiektatische Gefäße reichen von der entzündeten Bindehaut
bis auf die Hornhaut, eine dichte korneale Infiltration
behindert das Sehen. Die Lidkante ist bei chronischer
Blepharitis verdickt

Stevens-Johnson Syndrom

Dieses Syndrom stellt eine schwere Verlaufs-
form eines akuten Erythema multiforme mit
ausgeprägter Immunvaskulitis dar, die besonders die Schleimhäute der Augen, des Mundes
und der Genitalien betrifft. Diese Überempfind-
lichkeitsreaktion kann durch verschiedene Me-
dikamente, z. B. Sulfonamide ausgelöst werden.
Auch Infektionen, Karzinome oder eine voran-
gegangene Strahlentherapie kommen als auslö-
sende Ursache in Frage.

Abb. 81. Schleimhautgeschwüre bei Stevens-Johnson
Syndrom

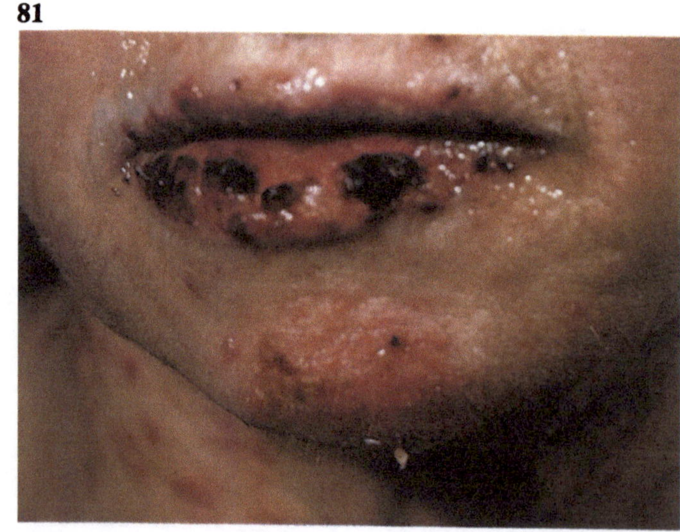

Zu den Augenveränderungen gehört die beidsei-
tige, schleimig-eitrige Konjunktivitis, die zu Verklebungen zwischen Augenlidern und Bulbus
(Symblepharon) führen kann, sowie eine Uveitis
und Katarakt. Eine narbige Bindehautfibrose
kann zur Verformung der Lider, einer Hornhautexposition und evtl. zu Ulzera führen. Eine
spontane Ulkusperforation kann eine Panoph-
thalmtis und Blindheit verursachen.

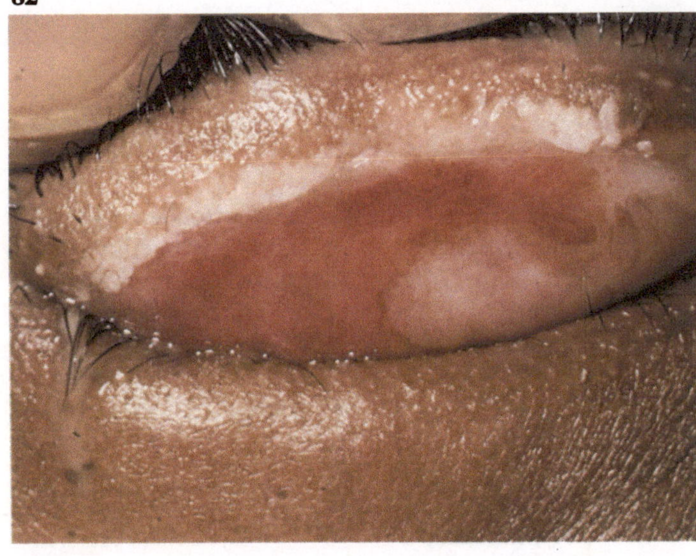

Abb. 82. Mukopurulente Konjunktivitis mit beginnender
narbiger Bindehautfibrose an der Innenseite des ektro-
pionierten Oberlides

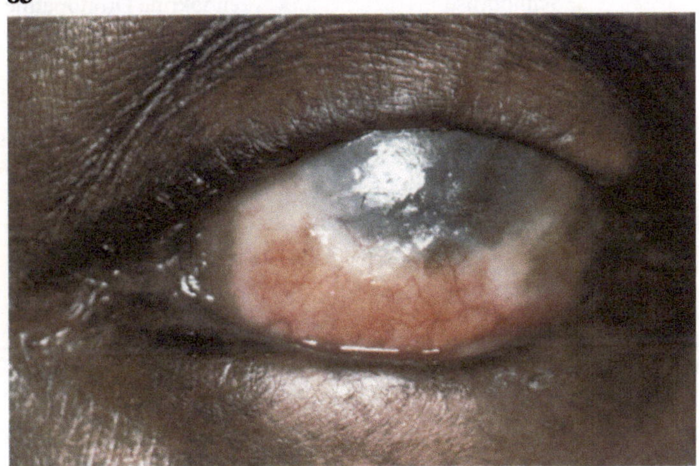

Abb. 83. Hornhautexposition mit Narbenbildung

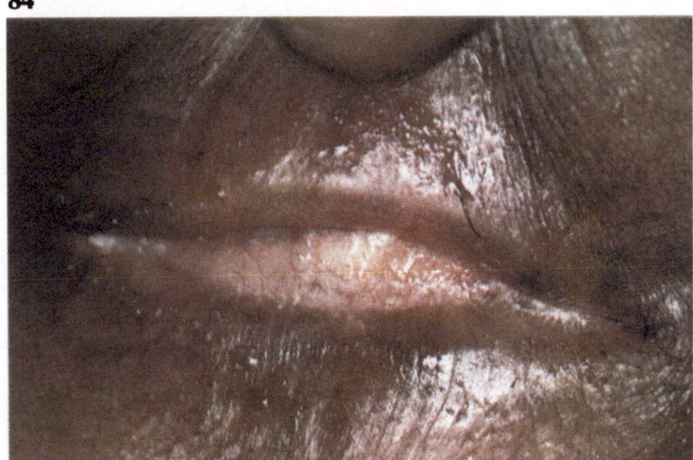

Abb. 84. Ein Symblepharon verhindert das Öffnen des
Auges

(Die Abbildungen 83 und 84 verdanken wir Mr. M. J. Roper-Hall.)

6 Endokrine Erkrankungen

Die wichtigsten, das Auge betreffenden endokrinen Erkrankungen sind Diabetes mellitus, die endokrine Orbitopathie und die Hypophysentumoren. Augenbefunde bei anderen endokrinen Erkrankungen sind in der folgenden Tabelle zusammengefaßt:

Endokrine Drüse	Endokrine Erkrankung	Augenbefunde
Hypothalamus	supraselläre Tumoren	Atrophie des Sehnerven, Stauungspapille
Hypophyse	Vorderlappentumoren	s. Seite 41
Schilddrüse	endokrine Orbitopathie	s. Seite 42
	Myxödem	Behaarungsstörungen, periorbitales Ödem, Ptosis, Keratokonjunktivitis sicca, Katarakt, Myotonie der äußeren Augenmuskeln
Nebenschilddrüse	Hyperparathyreodismus Hypoparathyreodismus	Kalkeinlagerungen in Bindehaut und Hornhaut Blepharospasmus, Chvostek'sches Zeichen, Keratokonjunktivitis, Katarakt, Stauungspapille
Pankreas	Diabetes mellitus	s. Seite 44
Nebenniere	Phäochromozytom M. Addison M. Cushing	hypertensive Retinopathie Verfärbung der Augenlider, Bindehaut und Uvea Exophthalmus, hypertensive Retinopathie

Hypophysentumoren

Die Augenbefunde bei Vorderlappentumoren resultieren aus der engen anatomischen Nachbarschaft zwischen Hypophyse und Chiasma: die Kompression des Chiasma führt zu einer Sehnervenatrophie und einem Verlust des Gesichtsfeldes. Außerdem können Hypophysentumoren in den angrenzenden Sinus cavernosus einwachsen, dabei den VI., III. und IV. Hirnnerven schädigen und so zu Augenmuskelparesen führen.

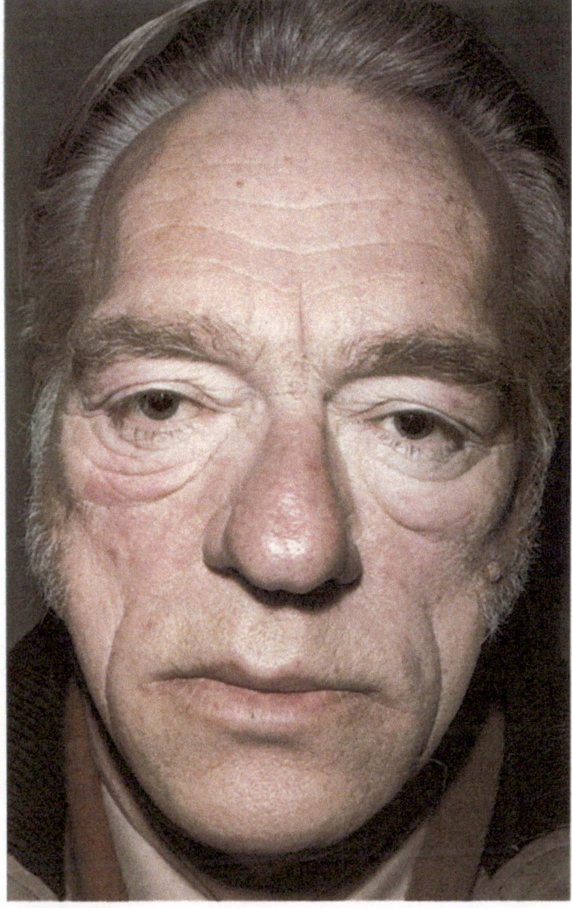

Abb. 85. Akromegalie. Exzessive Sekretion von Wachstumshormon durch ein Adenom des Hypophysenvorderlappens hat zu einer Vorwölbung des Os frontale und des Kinns und damit zu einer Vergröberung der Gesichtszüge geführt. Eine beginnende Sehnervenkompression macht ein neurochirurgisches Eingreifen dringlich

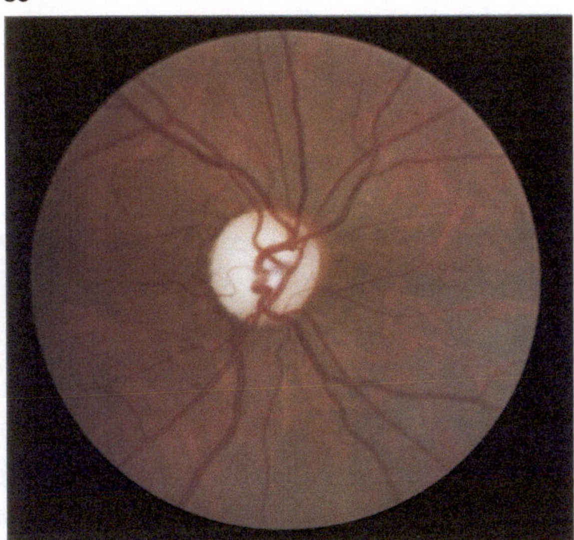

Abb. 86. Sehnervenatrophie bei Akromegalie. Die flache, blasse Papille ist scharf begrenzt (primäre Sehnervenatrophie S. 58). Hypophysentumoren führen typischerweise zu bitemporalen Hemianopien

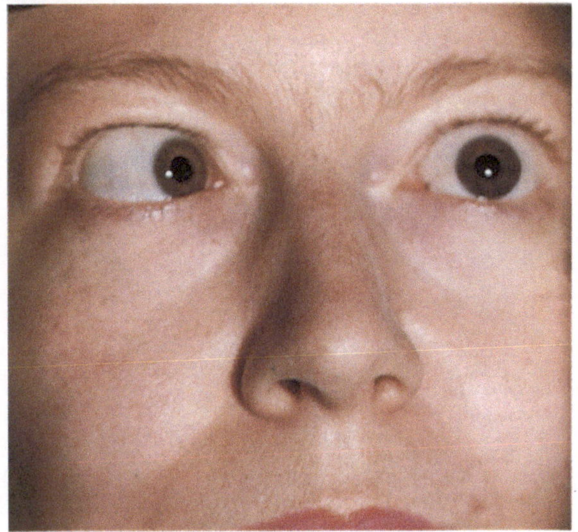

Abb. 87. Lähmung des VI. Hirnnerven mit Abduktionsdefizit des rechten Auges

Endokrine Orbitopathie

Die Aetiologie der endokrinen Orbitopathie ist noch nicht im Einzelnen geklärt, sicher spielen immunulogische Vorgänge eine Schlüsselrolle, die sich sowohl im Schilddrüsengewebe als auch in der Orbita abspielen. Die Augenveränderungen bei dieser Erkrankung können unterschiedlich stark ausgeprägt sein und wurden von der Amerikanischen Schilddrüsenvereinigung (Am. Thyroid Assoc.) nach Werner in sechs Klassen eingeteilt.

Klasse	Definition	Klinische Befunde
0	keine Symptome	keine
1	Symptome, aber keine Beschwerden	Lidretraktion, Zurückbleiben des Oberlids beim Lidschlag
2	Beteiligung des Bindegewebes	Lidödem, konjunktivale Injektion und Chemosis, juckende, tränende Augen
3	Protrusio	meist beidseitig, nicht immer symmetrisch
4	äußere Augenmuskeln	Doppelbilder (zuerst beim Blick nach oben und zur Seite)
5	Hornhautbeteiligung	Expositionskeratitis
6	Sehverlust (Beteiligung des Sehnerven)	Stauungspapille mit sekundärer Sehnervenatrophie

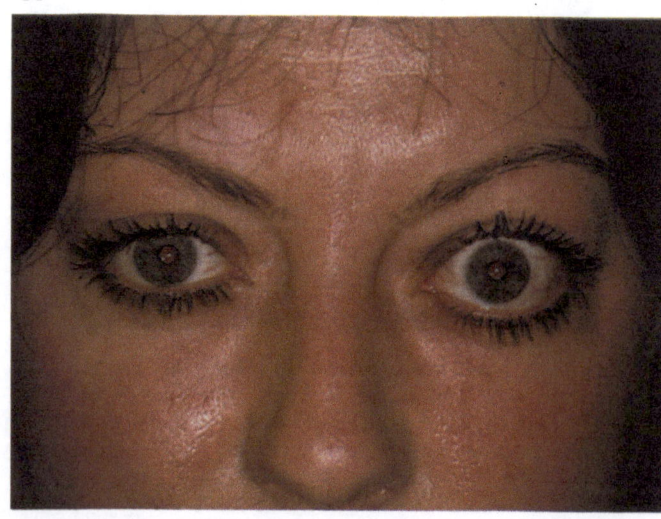

88

Abb. 88. Lidretraktion mit Freilegung der Sklera oberhalb der Iris ist ein frühes Zeichen bei endokriner Orbitopathie

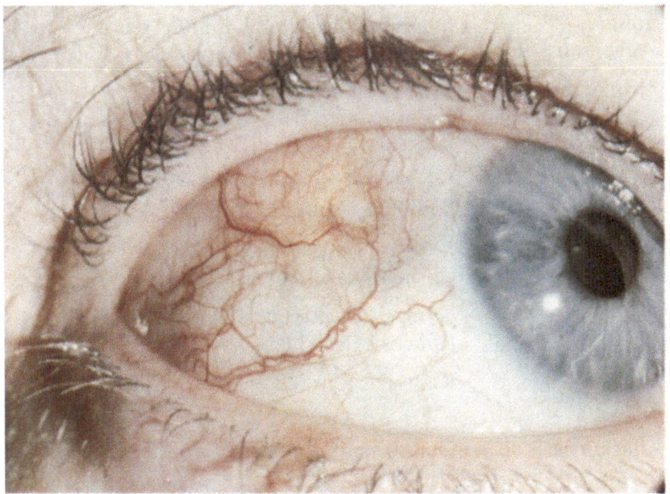

Abb. 89. Eine Erweiterung der Bindehautgefäße findet sich typischerweise über den Muskelansätzen, hier dem M. rectus lateralis

90

Abb. 90. Exophthalmus bei der endokrinen Orbitopathie ist meist beidseitig, aber nicht symmetrisch

91

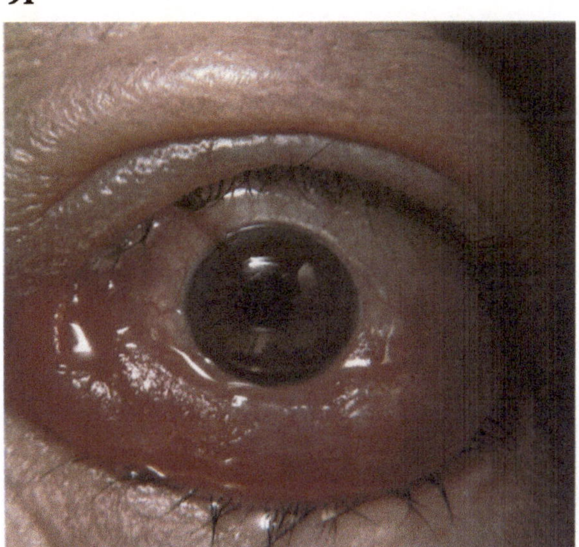

Abb. 91. (Ausschnitt) Eine Protrusio und Chemosis können plötzlich auftreten und zur Hornhautexposition führen

92

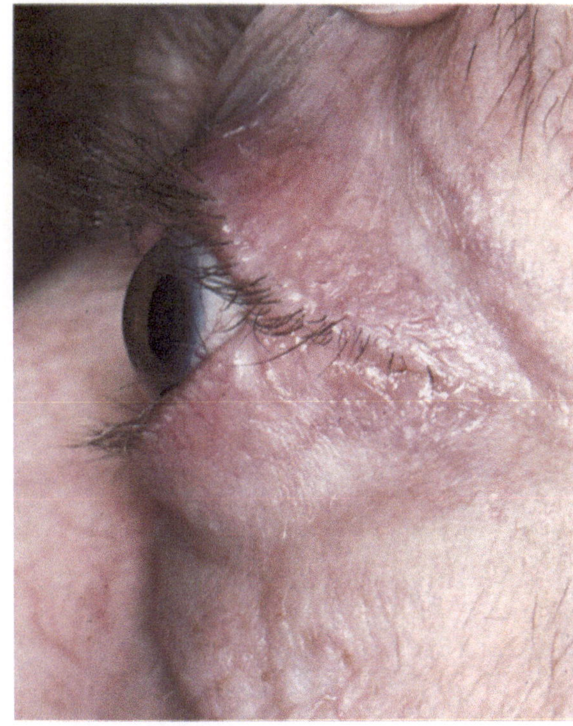

Abb. 92. Laterale Tarsorrhaphie zur Ermöglichung eines besseren Lidschlusses und zur Verhinderung der Hornhautexposition

Diabetes mellitus

Diabetes mellitus kann multiple Augenveränderungen bewirken, die in der folgenden Tabelle
aufgeführt sind. Viele der diabetogenen Augenveränderungen beeinträchtigen die Sehfunktion
und die diabetische Retinopathie ist eine häufige Erblindungsursache.

Augenlider:	Xanthelasmen auf Grund der Hy-perlipidämie (siehe S. 12)
Konjunktiva:	Mikroaneurysmen, venöse Gefäß-erweiterung
äußere Augenmuskeln:	Doppelbilder durch Lähmung des III., IV. oder VI. Hirnnerven
Orbita:	Mukormykose – als mögliche Komplikation der schweren dia-betischen Azidose
Iris:	Neovaskularisation auf der Vor-derfläche (Rubeosis iridis)
Glaukom:	Neovaskularisationsglaukom, chronisches Offenwinkelglaukom
Pupille:	geringe Erweiterungsfähigkeit bei Rubeosis iridis
Linse:	Katarakt, Refraktionsschwankun-gen
Glaskörper:	Glaskörperblutungen, asteroide Hyalosie
Retina:	diabetogene Retinopathie, retina-ler Venenverschluß (siehe S. 49), retinale Lipämie (siehe S. 12)
Sehnerv:	Apoplexia papillae, Sehnerven-atrophie (siehe S. 58)

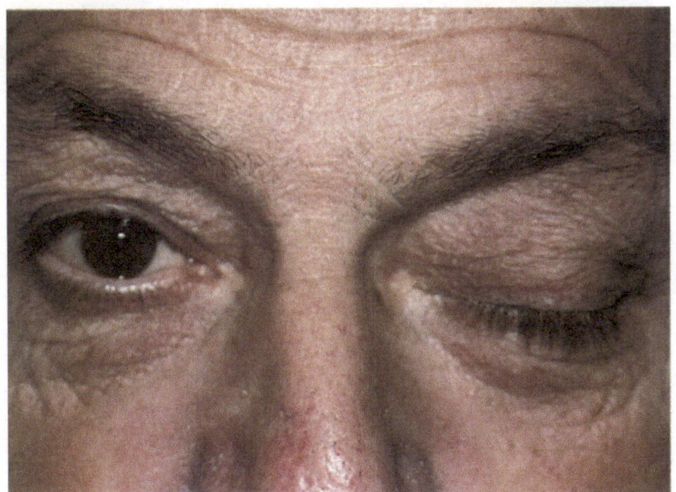

Abb. 93. Ptosis bei Lähmung des N. oculomotorius. Innerhalb von drei Monaten ist die Funktion der Hirnnerven meist wieder hergestellt. Das Aussparen der Pupille ist typisch für die Okulomotoriusparese bei Diabetes und ist bei einer Lähmung durch mechanische Ursachen wie Aneurysmen oder Tumoren selten

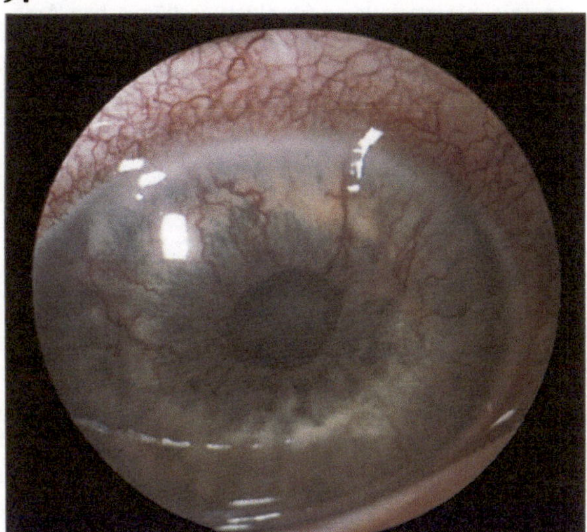

Abb. 94. Rubeosis iridis. Auf der Irisvorderfläche entwikkeln sich infolge schwerer okulärer Ischämie neue Gefäße. Die durch Neovaskularisation im Kammerwinkel auftretende Behinderung des Kammerwasserabflusses führt zum Neovaskularisationsglaukom. Darüberhinaus kann eine Rubeosis iridis nach einem Zentralvenenverschluß, bei intraokularen Tumoren, lange bestehenden Netzhautablösungen und einer Karotisstenose auftreten

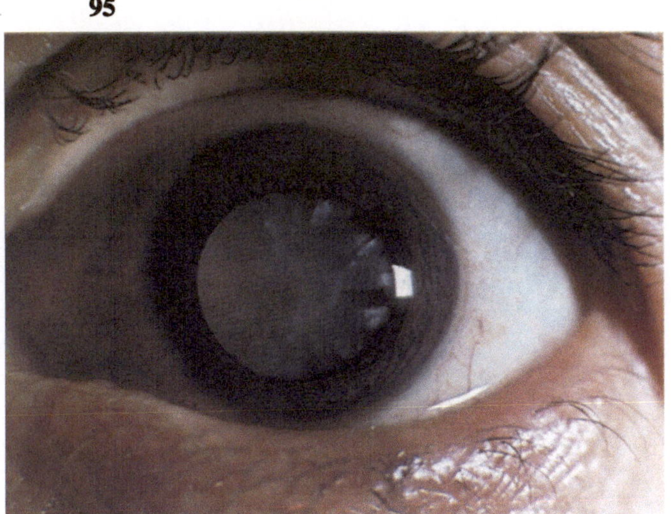

Abb. 95. Senile Katarakt. Sie tritt bei Diabetikern früher auf

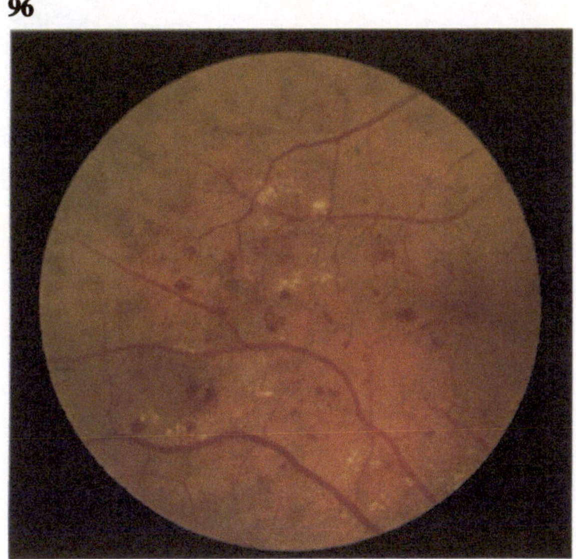

Abb. 96. Diabetische Hintergrundsretinopathie mit Mikroaneurysmen, Netzhautblutungen und harten Exudaten. Der Visus ist in diesem Frühstadium meist noch nicht beeinträchtigt

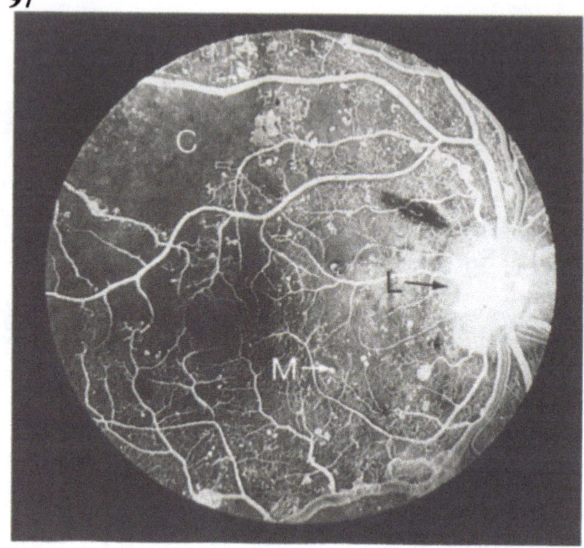

Abb. 97. Fluoreszenzangiogramm bei diabetischer Retinopathie mit avaskulären (dunklen) ischämischen Arealen durch Kapillarverschlüsse (C), Mikroaneurysmen (M) und Durchlässigkeit von neugebildeten Gefäßen auf der Papille

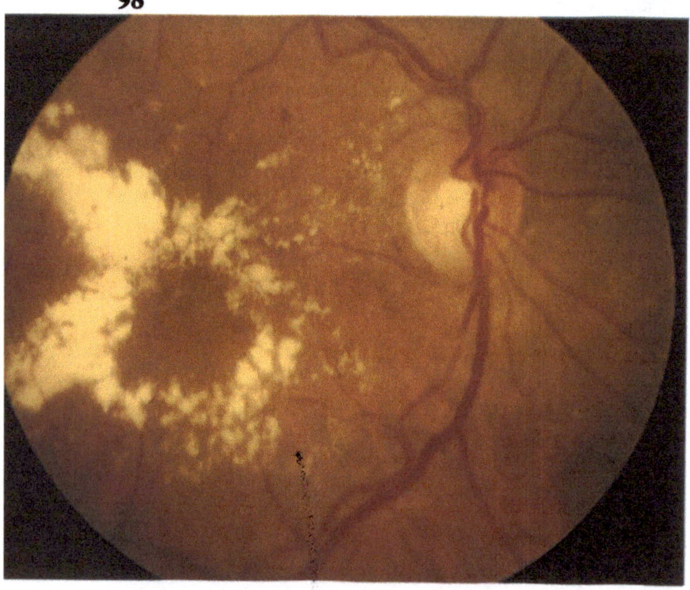

Abb. 98. Diabetische Makulopathie. Gelbe harte Exsudate bilden eine Circinatafigur im Makulagebiet, die zu einem Verlust der zentralen Sehschärfe führen kann

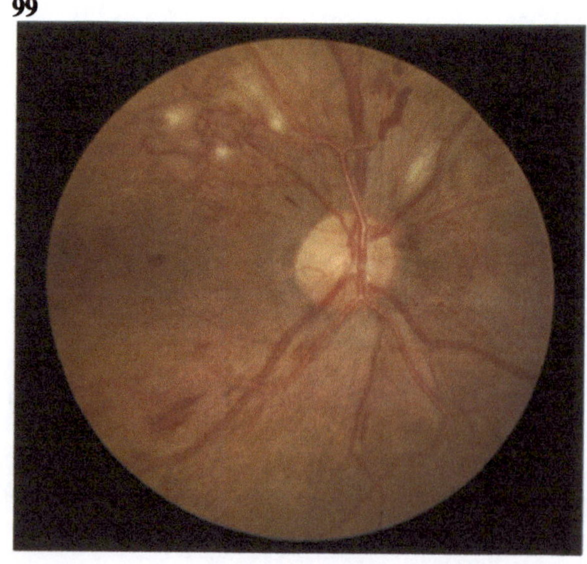

Abb. 99. Präproliferative diabetische Retinopathie. „Cotton wool" Herde und perlschnurartige Venenveränderungen zeigen das Fortschreiten der Retinopathie an und gehen der Bildung von Neovaskularisationen voraus

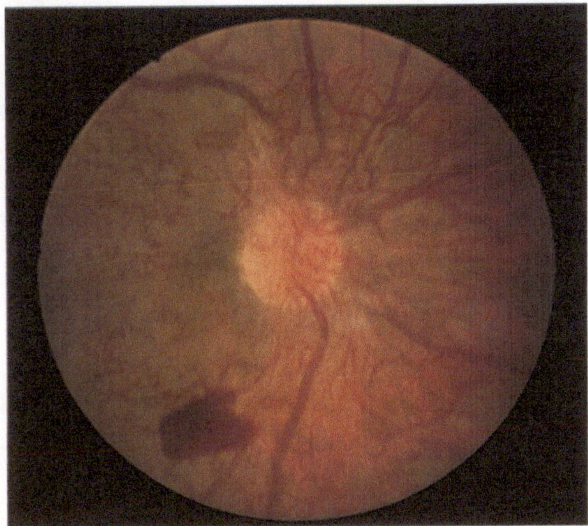

Abb. 100. Proliferative diabetische Retinopathie. Die Netzhautischämie hat zur Bildung neuer Gefäße auf der Papille geführt

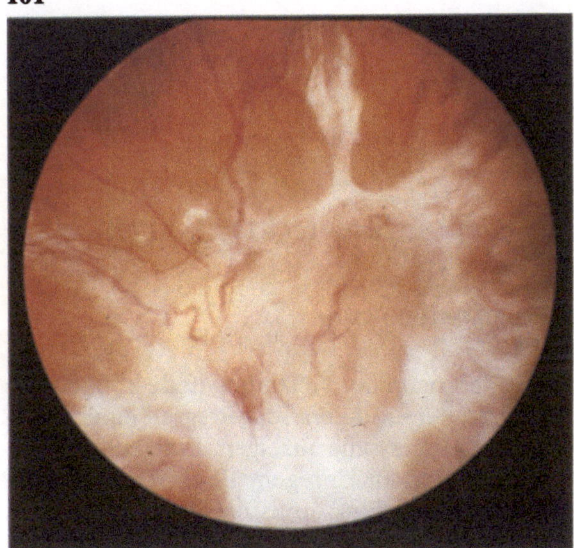

Abb. 101. Traktionsamotio auf Grund bindegewebiger Proliferation bei fortgeschrittener diabetischer Retinopathie

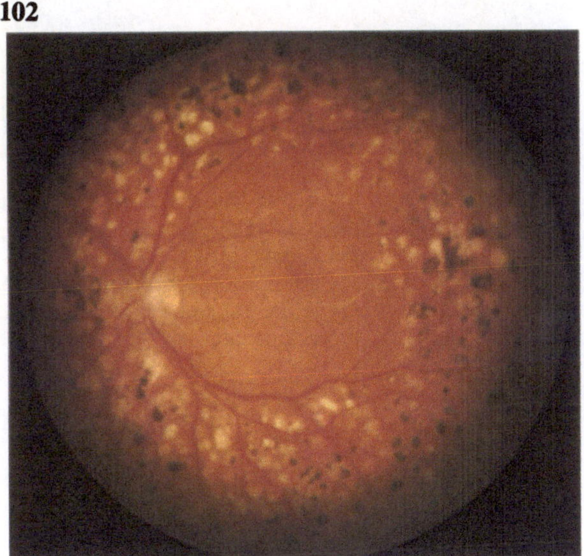

Abb. 102. Zustand nach panretinaler Argonlaser-Photokoagulationsbehandlung bei proliferativer diabetischer Retinopathie. Man sieht viele pigmentierte Narben in der Netzhautperipherie. Die Dunkeladaptation kann dadurch gestört sein

7 Herz-Kreislauf- und Lungenerkrankungen

Die Blutgefäße des Augenhintergrundes sind mit dem Ophthalmoskop gut zu sehen. Daher können viele pathologische Veränderungen bei Systemerkrankungen, wie der Hypertonie, den angeborenen Herzerkrankungen mit Zyanose und der Ateminsuffizienz direkt beobachtet werden. Emboli, die vom Herzen, den großen Blutgefäßen oder Neoplasmen abstammen, bleiben häufig in den Augengefäßen hängen.

Herz-Kreislauf-Erkrankungen

Hypertonie

Veränderungen der Netzhautgefäße können das Fortschreiten und den Schweregrad einer systemischen Hypertonie anzeigen. Eine mäßige Hypertonie führt zu Unregelmäßigkeiten des Arteriolendurchmessers, sinusförmigen Windungen der Arteriolen und Veränderungen an den arterio-venösen Kreuzungen. Bei höheren Blutdruckwerten treten eine allgemeine Verengung der Arteriolen, Verschlüsse kleiner retinaler Gefäße (mit Cotton wool Herden, Blutungen und Netzhautödem) und eine Papillenschwellung auf.

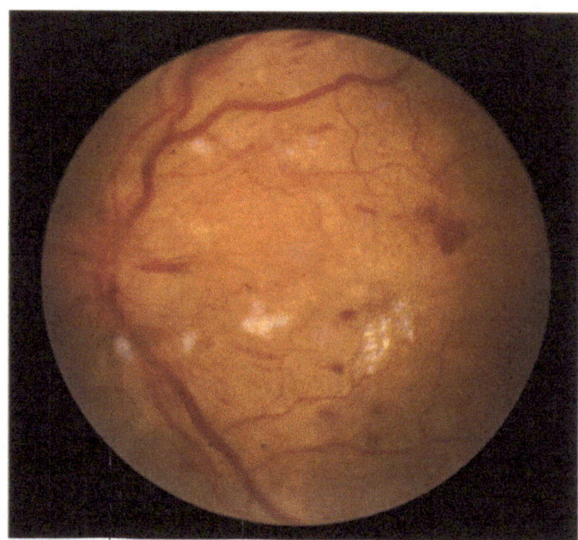

Abb. 103. Schwere Hypertonie. Die retinalen Arteriolen sind verengt und weisen Kaliberunregelmäßigkeiten auf, harte Exsudate um die Makula bilden eine Circinatafigur; weiche Exsudate (Cotton wool Herde) sind Infarkte in der Nervenfaserschicht, die Papillenschwellung weist auf die Schwere der Hypertonie hin

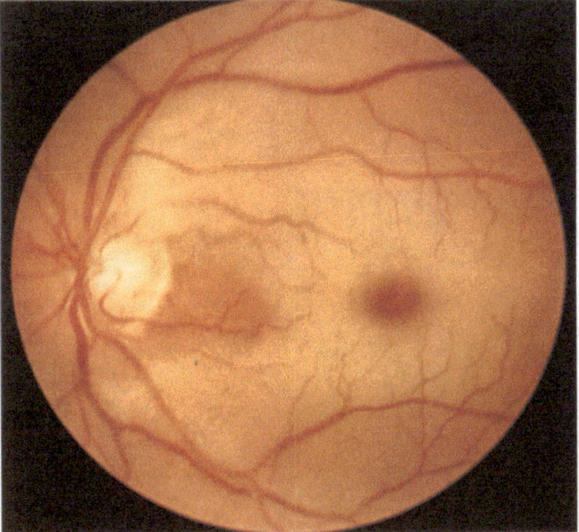

Abb. 104. Zentralarterienverschluß. Die Netzhautarteriolen sind verengt, die Netzhaut ist blaß und ödematös, die Fovea erscheint durch die darunterliegende Chorioidea als kirschroter Fleck. Die Papille ist blaß und geschwollen

Retinaler Arterienverschluß

Arterienverschlüsse treten bei vielen Systemerkrankungen auf. Sie können Folge einer Arteriosklerose bei Hypertonie und Hyperlipidämie (siehe S. 12) sein und werden auch bei einer Vaskulitis, Karotisstenose oder bei Embolie beobachtet.

Retinaler Venenverschluß

Retinale Venenverschlüsse kommen bei denselben Erkrankungen vor wie arterielle Verschlüsse. Häufig sind Venenthrombosen bei Diabetes mellitus (siehe S. 44) und Hyperviskosität des Blutes (siehe S. 54).

Abb. 106. Zentralvenenthrombose. Viele streifige Blutungen sind über die Netzhaut verteilt und verdecken zum Teil die gestauten Venen. Die Papille ist geschwollen. Das Vorliegen einer schweren retinalen Ischämie kann zur Entwicklung einer Rubeosis iridis führen (siehe S. 45)

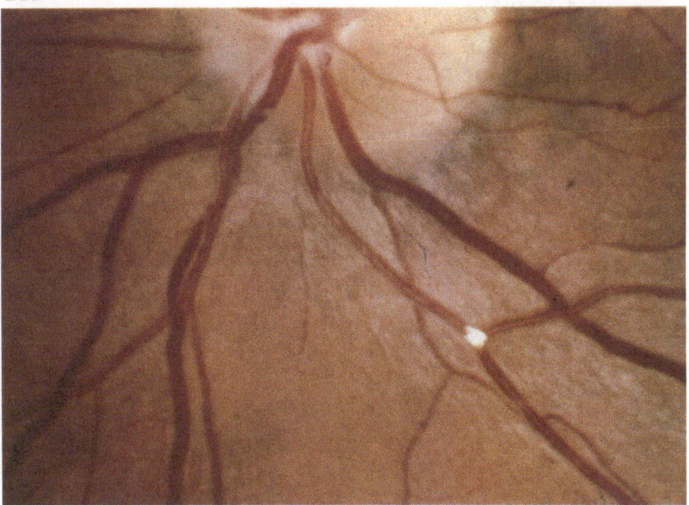

Abb. 105. Retinaler Embolus. Ein glänzender gelber Lipidembolus liegt an der Aufzweigung einer Netzhautarteriole. Er stammte aus einem atheromatösen Plaque der Arteria carotis. Es bestand die Symptomatik einer Amaurosis fugax.
Eine andere mögliche Quelle für Netzhautemboli liegt im Herzen, wobei die Emboli von Atheromen, septischen und aseptischen Thromben oder Myxomen ausgehen können

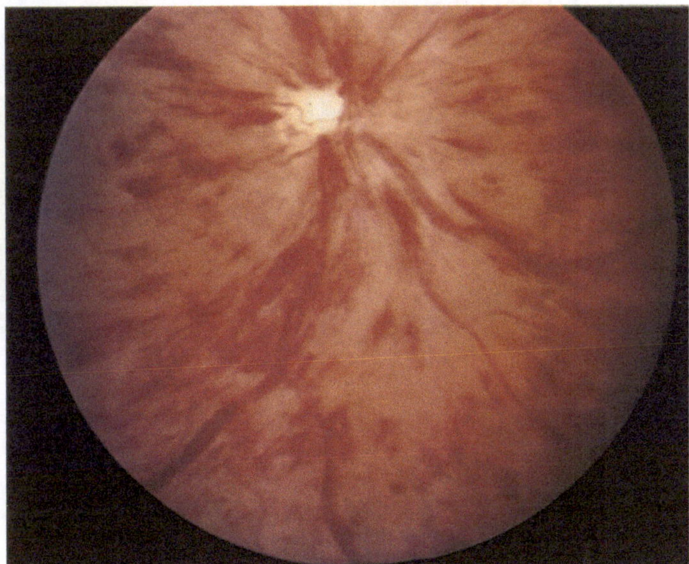

Angeborene Herzerkrankungen mit Zyanose

Die Augenbefunde bei dieser Gruppe von Krankheiten sind durch eine Hypoxie und zentrale Zyanose bedingt.

107

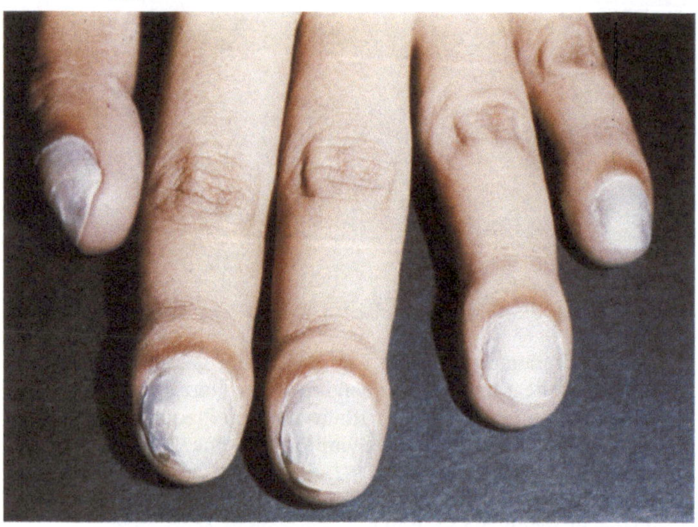

Abb. 107. Trommelschlegelfinger sind charakteristisch für angeborene Herzerkrankungen mit Zyanose

108

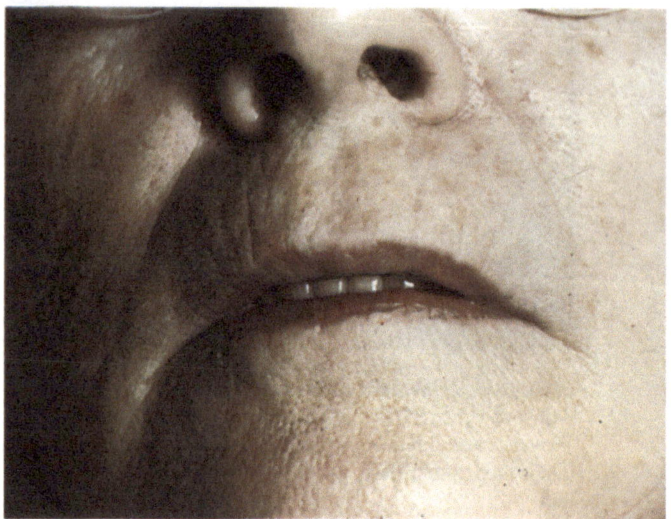

Abb. 108. Verfärbung der Lippen bei zentraler Zyanose

109

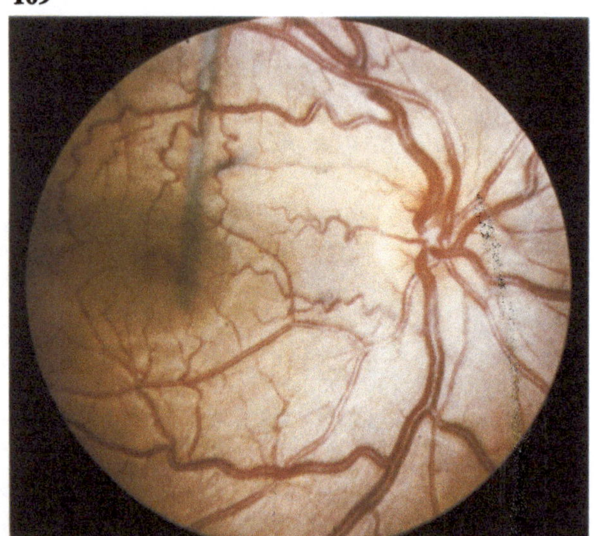

Abb. 109. Netzhaut bei einem zyanotischen Patienten. Die Netzhaut hat eine violette Färbung und die Venen sind infolge der sekundären Polyzythämie gestaut (Aufnahme mit Fixationsobjekt)

Abb. 110. Stauungspapille bei Ateminsuffizienz. Die geschwollene Papille ist unscharf begrenzt, die Netzhautvenen sind erweitert und vermehrt geschlängelt. Ein solcher Befund kann auch bei anderen Systemerkrankungen auftreten (siehe S. 59)

110

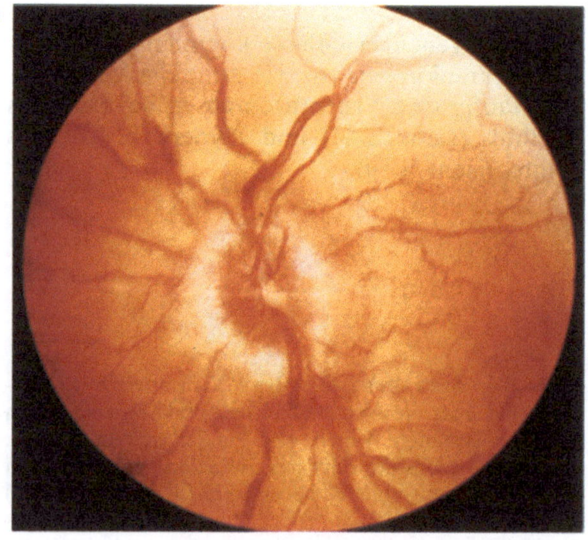

Lungenerkrankungen

Ateminsuffizienz

In schweren Fällen von Ateminsuffizienz tritt gelegentlich infolge der Hyperkapnie eine Papillenschwellung auf.

Bronchialkarzinom

Dabei kann das Auge durch den Tumor selbst oder durch Metastasen betroffen werden.

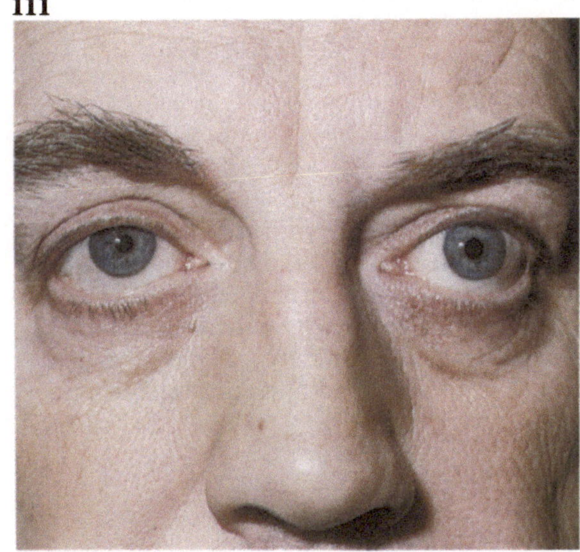

Abb. 111. Horner Syndrom (bei Pancoast Tumor). Das rechte Auge zeigt ein Horner Syndrom mit Ptosis und Miosis. Der Patient wies außerdem eine Anhydrose auf dieser Gesichtsseite auf.
Das Horner Syndrom kann durch Infiltration des zervikalen Sympathikus durch ein Bronchialkarzinom in den Lungenspitzen verursacht sein, diese Kombination nennt man „Pancoast Tumor"

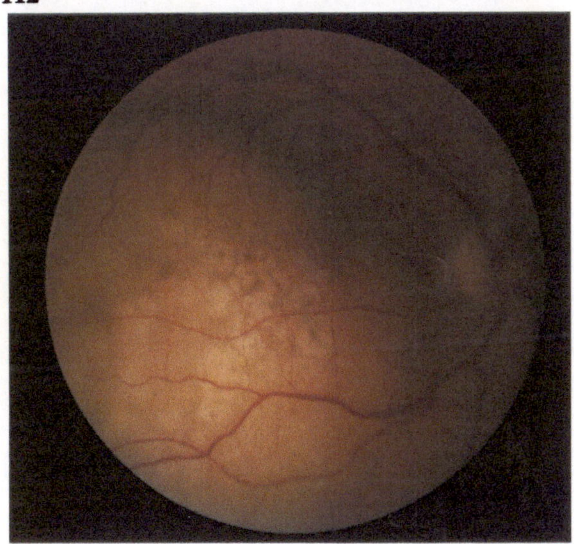

Abb. 112. Aderhautmetastase. Man sieht eine große, blasse, erhabene subretinale Masse.
Aderhautmetastasen treten wie auch bei anderen Tumoren, z. B. dem Brustkrebs, bei dem Bronchialkarzinom häufig auf

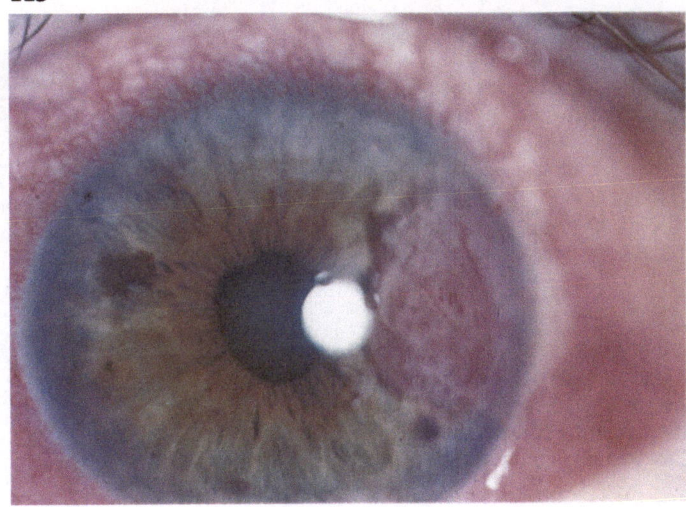

Abb. 113. Irismetastase. Eine Metastase eines Bronchialkarzinoms in der Iris. Die Metastase stellt sich als fleischfarbener Tumor in der Vorderkammer dar

8 Nierenerkrankungen

Bei Nierenerkrankungen tritt eine Vielzahl von Augenveränderungen auf. Diese Augenveränderungen sind jedoch, von einigen Ausnahmen abgesehen, nicht spezifisch, sondern sekundäre Erscheinungen, z. B. einer Hypertonie.

Die Augenbefunde bei Nierenerkrankungen:

Nierenversagen zusammen mit:

- Hypertonie - hypertensive Retinopathie (siehe S.48) und Enzephalopathie, Hirnnervenlähmungen
- chronische Hyperkalzämie - Katarakte
- chronische Hyperphosphatämie - Kalkablagerungen in Bindehaut und Hornhaut
- Harnsäureretention - Gichtiritis (siehe S.23)

Erbliche Nierenerkrankungen

- Stoffwechselstörungen - Morbus Wilson (siehe S.9), Homozystinurie (siehe S.10), Galaktosämie (siehe S.11)
- Phakomatosen - Morbus Hippel-Lindau (siehe S.64)

Komplikationen der Nierentransplantation

- immunsuppressive Therapie - opportunistische Infektion, z. B. Candida, Herpes simplex, Zytomegalievirus; Katarakt (systemische Steroide)

114

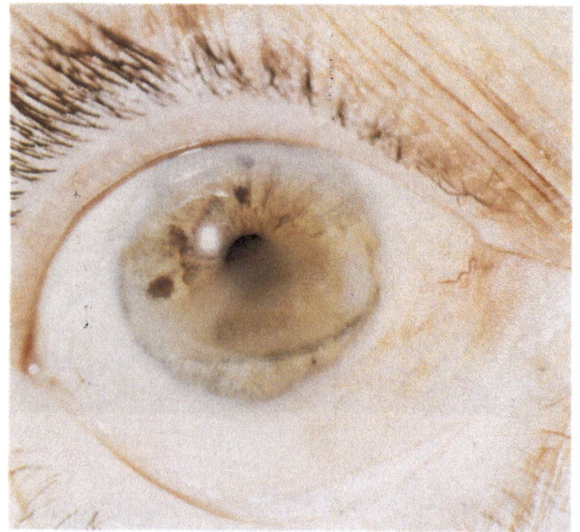

Abb. 114. Kalzifizierende Hornhautbanddegeneration bei chronischem Nierenversagen

115

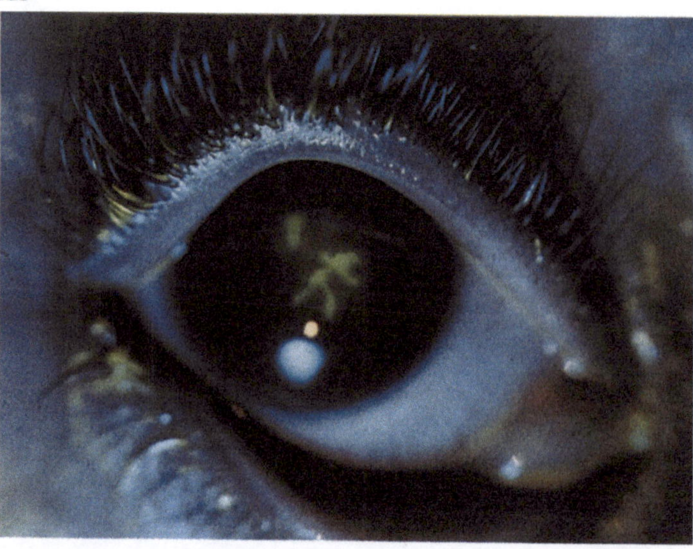

Abb. 115. Dentriticafigur der Hornhaut durch Herpes simplex Virus verursacht. Die Anfärbung des Hornhautdefekts mit Fluoreszein zeigt die ästchenförmige Figur. Der Patient stand unter immunsuppressiver Therapie

9 Erkrankungen des hämatopoetischen und lymphoretikulären Systems

Veränderungen der Anzahl und Struktur der roten Blutkörperchen, Änderungen der Blutviskosität und Störungen des lymphoretikulären Systems können zahlreiche Augenerkrankungen verursachen, viele davon bedrohen das Sehen.

Anämie

Anämien unterschiedlicher Ursache führen zu ischämischen Veränderungen am Augenhintergrund, die jedoch erst bei einer Verminderung der roten Blutzellen um mehr als 50% auftreten. Am häufigsten sind Netzhautblutungen, aber auch Blutungen unter die Bindehaut kommen vor.

116 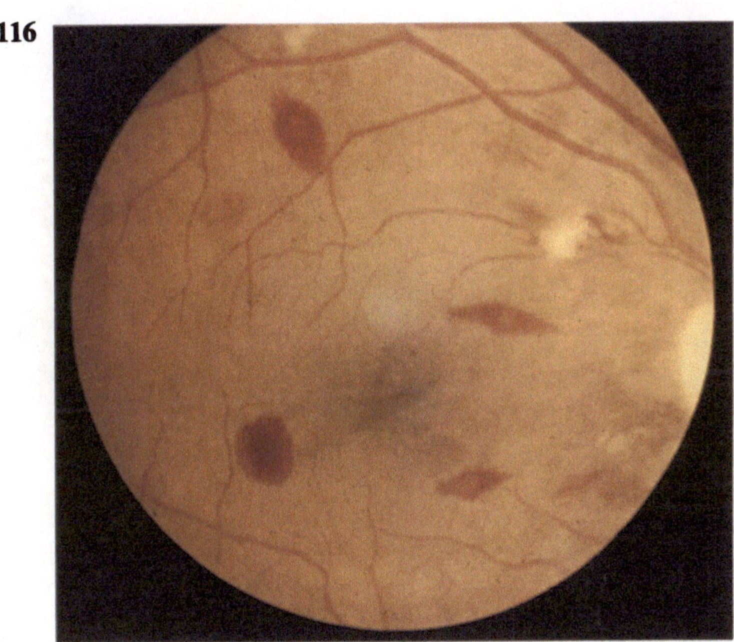

Abb. 116. Anämie. Der Augenhintergrund ist blaß; Arteriolen und Venolen sind von gleicher Farbe. Man sieht weiche Exsudate („Cotton wool" Herde) und Netzhautblutungen, die mit septischen Herden verwechselt werden können (Roth Herde).
Zu den weiteren sichtbaren Fundusveränderungen bei Anämie gehören: harte Exsudate, die eine Circinatafigur bilden können (schwere chronische Anämie), präretinale oder subhyaloide Blutungen, die in den Glaskörper eindringen können, exsudative Netzhautablösung und Sehnervenatrophie (perniziöse Anämie)

Polyzythämie

Ein Übermaß an zirkulierenden roten Blutkörperchen zusammen mit dem dazu gehörigen Anstieg der Blutviskosität führt zur Venenstauung am Auge. Dadurch können Iris und Fundus dunkler gefärbt erscheinen. Die gestauten Netzhautvenen neigen zur Thrombose, häufig treten Netzhautblutungen und eine Papillenschwellung auf (siehe S. 59). Eine Amaurosis fugax kann auch Initialsymptom einer vertebro-basilären Insuffizienz sein. Intrakranielle Thrombosen können zu Hirnnervenlähmungen mit Diplopie führen.

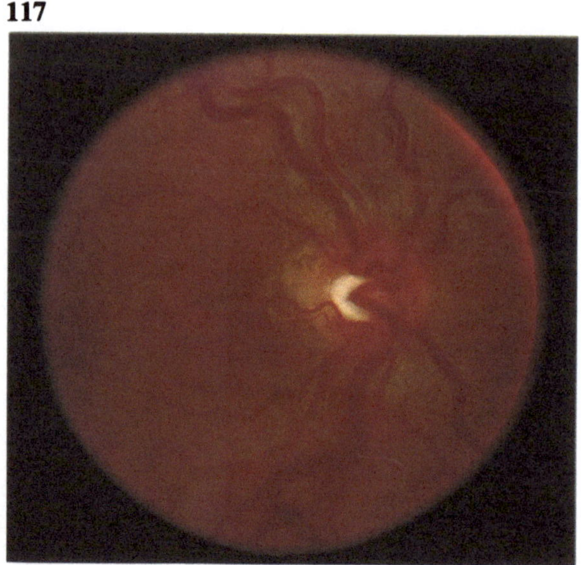

117

Abb. 117. Augenhintergrund bei Polyzythämie mit gestauten und geschlängelten Gefäßen. Andere Ursachen erhöhter Blutviskosität wie Makroglobulinämie und Paraproteinämie verursachen ähnliche Bilder

Sichelzellanämie

Als Sichelzellanämie werden diejenigen genetisch bedingten Hämoglobinopathien bezeichnet, bei denen durch Austausch einer einzigen Aminosäure ein verändertes Hämoglobinmolekül entsteht, das bei herabgesetztem Sauerstoffgehalt der Umgebung zu einer Sichelform der Erythrozyten führt. Die Erkrankung ist in Afrika, dem Mittelmeerraum, dem Mittleren Osten und dem Indischen Subkontinent häufig. Personen mit dem Hämoglobin SC, SS oder S. thalassämie zeigen besonders häufig Augenveränderungen.

Die okulären Komplikationen kommen durch sekundäre Gefäßschäden und/oder Verschlüsse durch die sichelförmigen Erythrozyten zustande. Die Bindehautgefäße sind durch sackförmige Aneurysmen „kommaförmig" erweitert. Es kann eine typische Retinopathie auftreten, die in nicht proliferative und proliferative Stadien eingeteilt wird.

Die *nicht proliferative Retinopathie* zeigt Netzhautblutungen, aus denen sich pigmentierte retinale Narben entwickeln können. Eine Weißfärbung der peripheren Netzhaut und eine verstärkte Schlängelung der Netzhautgefäße kommen vor.

Die *proliferative Retinopathie* zeichnet sich durch die Entstehung von retinalen Neovaskularisationen an der Grenze von durchbluteter und nicht durchbluteter Netzhaut als Folge retinaler Gefäßverschlüsse aus. Die Neovaskularisationen führen häufig zu Glaskörperblutungen und sekundären Traktionsamotionen.

„Angioid streaks" (siehe S. 16) können als zusätzliche Netzhautveränderung in jedem Stadium dieser Retinopathie auftreten.

Abb. 118. Sichelzellretinopathie mit blaßrosa Blutung und geschlängelten retinalen Gefäßen

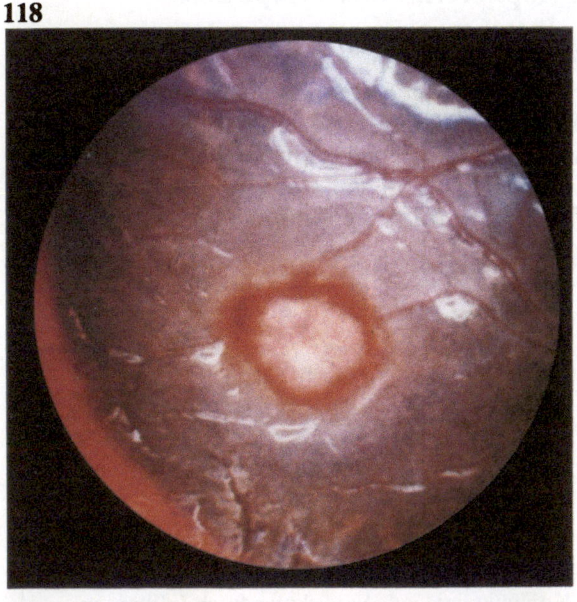

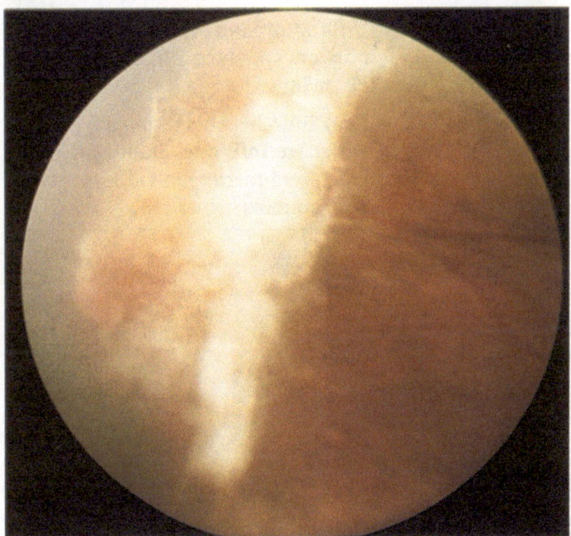

Abb. 119. Sichelzellretinopathie. Periphere Neovaskularisationen bilden einen Fächer

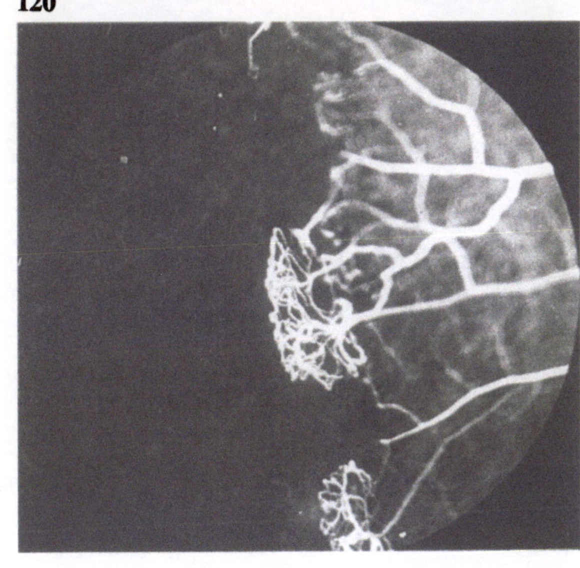

Abb. 120. Fluoreszenzangiogramm. Die avaskuläre periphere Netzhaut erscheint dunkel, der angrenzende Proliferationsfächer wird durch arkadenförmige Gefäßneubildungen geformt

Lymphoretikuläre Neoplasmen

Zu den bösartigen Tumoren des lymphoretikulären Systems gehören Leukämien, der Morbus
Hodgkin und andere Lymphome. Augenveränderungen entstehen durch metastatische Infil-
trationen, Blutungen oder Infektionen. Dabei
finden sich folgende Befunde:

Orbita:	Protrusio
Lider:	Ptosis, verursacht durch Hirnner-venbeteiligung
Tränenwege:	Dakryozystitis mit Verschluß der Tränenwege, Infiltration der Tränendrüse (zum Sjögren Syndrom führend – siehe S. 20)
äußere Augenmuskeln:	Ophthalmoplegie mit Diplopie
Konjunktiva:	Verdickung durch Infiltration, subkonjunktivale Blutung
Iris:	Infiltration und Hyperämie, Hypopyon, spontane Blutung mit Hyphäma
Fundus:	Leukämische Ablagerungen, perivaskuläre Infiltrate, Stauungspapille, Veränderungen auf Grund der Anämie (siehe S. 53)

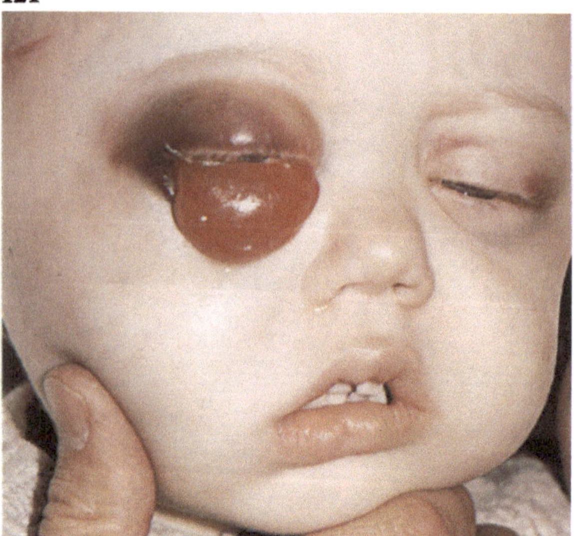

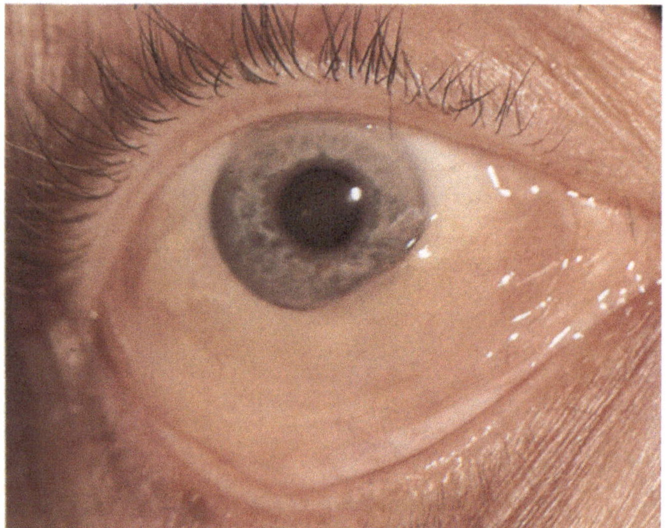

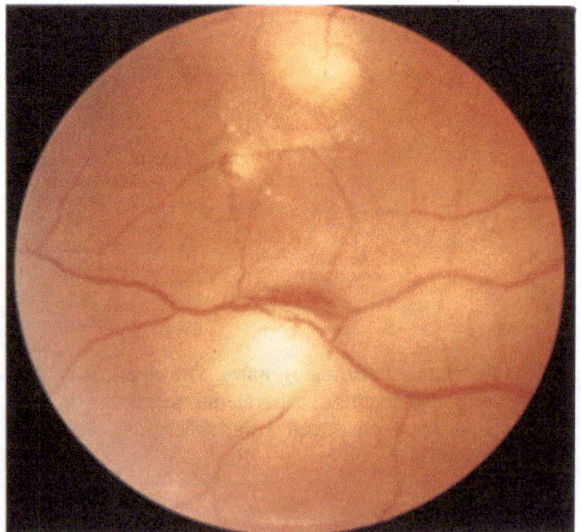

Abb. 121. Akute Leukämie mit Protrusio nach orbitaler
Infiltration und Blutung. (für die Abbildung danken wir
Dr. W. H. P. Cant.)

Abb. 122. Morbus Hodgkin. Das Infiltrat im unteren
Fornix der Bindehaut hat ein glattes lachsfarbenes Aussehen

Abb. 123. Leukämische Netzhautinfiltrate mit retinaler
Blutung bei sekundärer Anämie

10 Erkrankungen des Magen-Darm-Traktes, der Leber- und Gallenwege

Magen-Darm- sowie Leber- und Gallenwegserkrankungen können zu einer Vielzahl verschiedener Augenveränderungen führen. Mit einigen Ausnahmen sind diese Veränderungen unspezifisch und sind Folge der Beteiligung anderer Organsysteme.

Die Augenveränderungen bei Magen-Darm- sowie Leber- und Gallenwegserkrankungen können wie folgt eingeteilt und zusammengefaßt werden:

Entzündliche Erkrankungen

- Morbus Crohn, Colitis ulcerosa – Episkleritis und vordere Uveitis

Malabsorptionssyndrom

- Vitaminmangel – siehe Augenveränderungen bei Anämie (siehe S. 53)
- Dunkeladaptation, Xerophthalmie und Bitot'sche Flecke (Vitamin A Mangel)
- Abetalipoproteinämie – Retinitis pigmentosa (siehe S. 14)

Peptische und neoplastische Darmerkrankungen

- chronische Blutungen – Augenbeteiligung bei Anämie (siehe S. 53)
- akute, schwere Blutung – Neuritis nervi optici und Atrophie (siehe S. 58)

Gefäßanomalien im Darmtrakt

- Rendu-Osler-Weber Syndrom (siehe S. 18)

Leber- und Gallenwegserkrankungen

- Verschluß der Gallenwege – Gelbsucht
- Hyperlipidämie (siehe S. 12)
- Magen-Darmblutungen (siehe oben)
- Morbus Wilson (siehe S. 9)

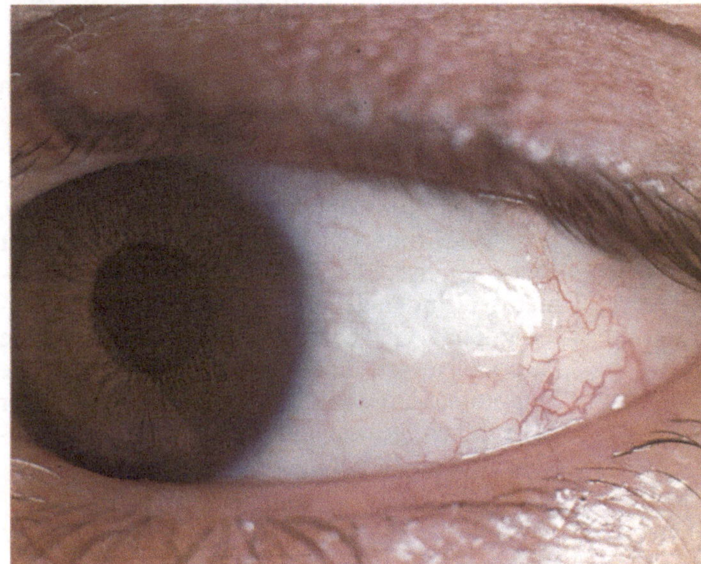

Abb. 124. Bitot'scher Fleck bei Vitamin A Mangel. Ein umschriebenes ausgetrocknetes Gebiet bildet einen kleinen schaumigweißen Plaque auf der lateralen Bindehaut

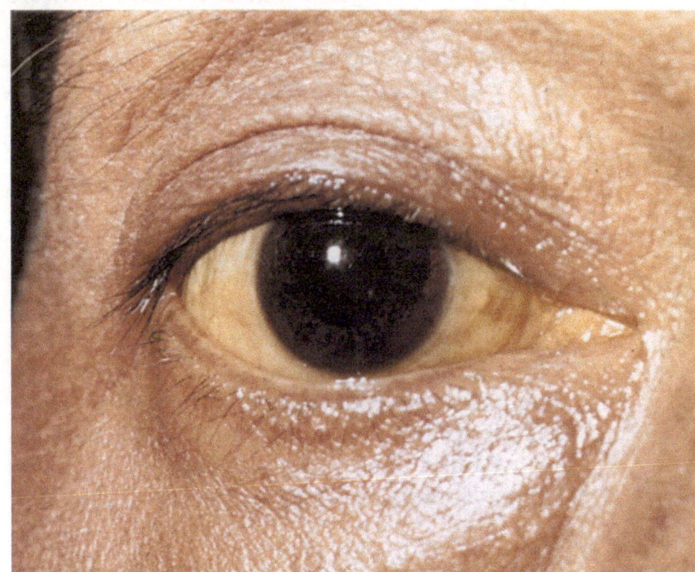

Abb. 125. Gelbsucht ist ein häufiges Symptom bei Leber- und Gallenwegserkrankungen. Die Konjunktiva und Sklera sind durch Gallenpigmente gelb gefärbt

11 Erkrankungen der Nerven und Muskeln

Systemische und intrakranielle Erkrankungen können den Sehnerven betreffen und Papillenveränderungen verursachen (Papillitis, Sehnervenatrophie, Stauungspapille). Ophthalmoplegie mit Diplopie durch Beteiligung des III., IV. oder VI. Hirnnerven kommt ebenfalls bei einer Reihe von Systemerkrankungen vor. Die Phakomatosen sind angeborene Erkrankungen des ektodermalen Gewebes und zeichnen sich durch Augen-, Nerven- und Hautharmatome aus. Die Symptomatik muskulärer Erkrankungen wie der Myasthenia gravis und myotonischer Dystrophie ermöglicht häufig die Diagnose.

Erkrankungen der Sehnerven

Neuritis nervi optici

Der Sehnerv kann in allen Abschnitten durch entzündliche, degenerative oder demyelinisierende Erkrankungen befallen werden. Schwere Blutverluste können gelegentlich zu einer ischämischen Neuropathie führen.

Eine Entzündung des intraokularen Abschnitts des Sehnerven – der Papille – wird als *Papillitis* bezeichnet, eine Entzündung des Nervs hinter der Papille als *Retrobulbärneuritis*. Bei beiden Erkrankungen kann ein ausgeprägter Sehverlust auftreten.

Bei der Papillitis besteht eine Papillenschwellung, die differentialdiagnostisch von der Stauungspapille abgegrenzt werden muß (siehe S. 59). Nach lange bestehender Papillenschwellung kann eine Sehnervenatrophie auftreten.

Bei der Retrobulbärneuritis kann das Aussehen der Papille anfänglich normal sein, eine Sehnervenatrophie hat eine Abblassung zur Folge.

Sehnervenatrophie

Die Sehnervenatrophie kann Folge einer Neuritis nervi optici, einer Sehnervenkompression oder Verletzung sein. Die Papille erscheint blaß.

Traditionell werden drei klinische Einheiten beschrieben.

1. *Primäre Optikusatrophie:* Die Papille ist blaß, im Netzhautniveau mit scharfen Außengrenzen – ein Hinweis darauf, daß vorher keine Papillenschwellung vorgelegen hat (deszendierende Atrophie).

126

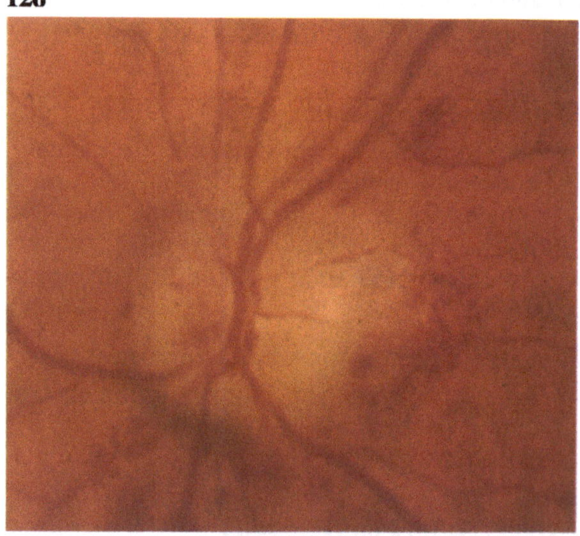

Abb. 126. Papillitis. Das Aussehen der Papille gleicht dem Bild einer Stauungspapille, aber die Sehschärfe ist meist deutlich herabgesetzt

2. *Sekundäre Optikusatrophie:* tritt nach lange bestehender Papillenschwellung durch Papillitis oder Stauungspapille auf und führt zu einer blassen, meist etwas prominenten Papille mit unscharfer Begrenzung.

3. *Konsekutive Optikusatrophie:* Die Papillenabblassung tritt infolge einer primär retinalen Erkrankung wie z. B. einer Retinitis pigmentosa (siehe S. 14) auf (aszendierende Atrophie).

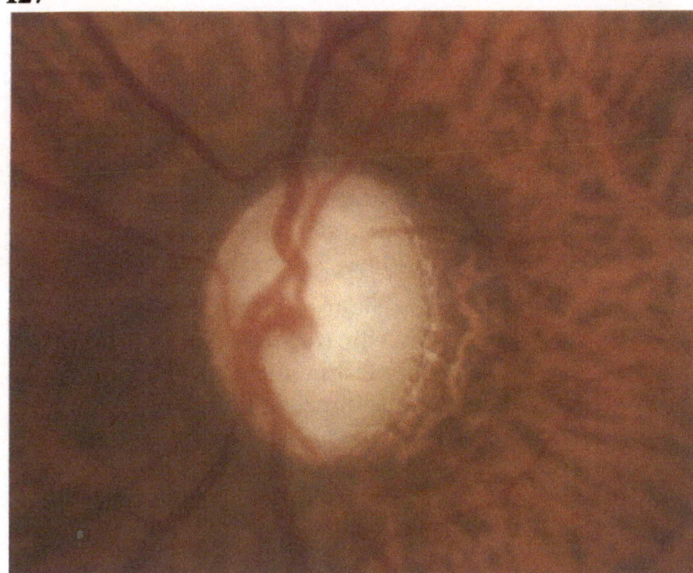

Abb. 127. Primäre Optikusatrophie. Die Papille ist weiß, im Netzhautniveau und scharf begrenzt (Gliom des Sehnerven)

Stauungspapille (Papillenschwellung)

Die Stauungspapille ist ein Zeichen erhöhten intrakraniellen Druckes. Sie wird typischerweise durch einen raumfordernden Prozeß in der hinteren Schädelgrube, aber auch durch große Hemisphärenläsionen hervorgerufen. Eine Papillenschwellung kann auch bei einigen Systemerkrankungen (Hypertonie, Lungeninsuffizienz, Störungen der Blutzusammensetzung) oder durch Prozesse, die den Abfluß der Zentralvene behindern (Orbitatumoren, Sinus cavernosus Thrombosen) entstehen.

Im Frühstadium der Stauungspapille verschwindet der positive Venenpuls. Zu diesem Zeitpunkt ist die Sehschärfe meist nur gering herabgesetzt und nur der blinde Fleck vergrößert. Die chronische Stauungspapille führt jedoch zu einer zunehmenden Einengung des Gesichtsfeldes und einem Sehschärfenverlust.

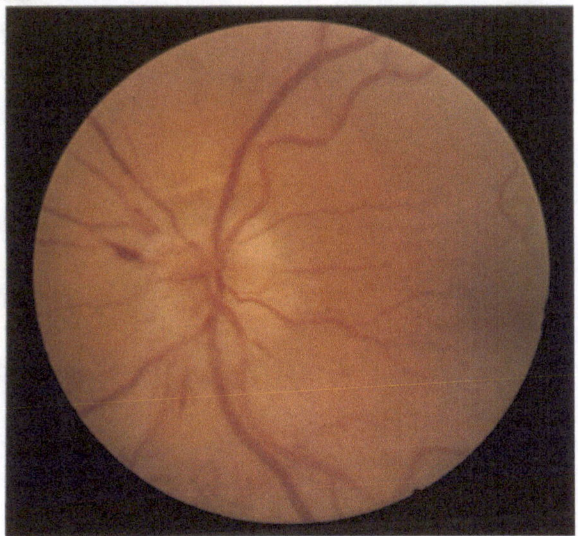

Abb. 128. Stauungspapille. Der Papillenrand und die zentrale Exkavation wirken durch die Stauung verwaschen.

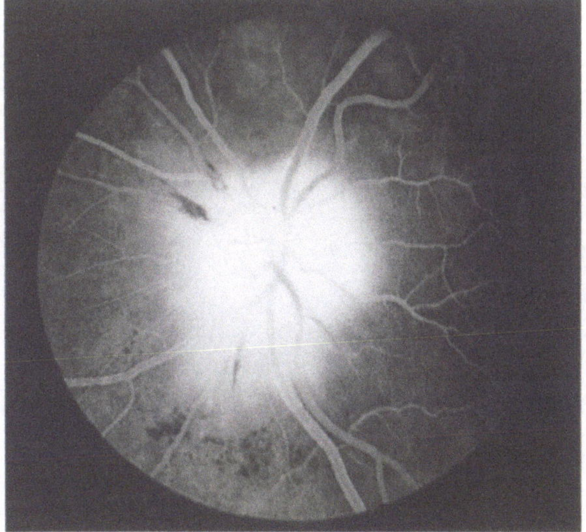

Abb. 129. Fluoreszensangiogramm bei Stauungspapille. Die ausgiebige Farbstoffexsudation aus den Papillengefäßen ist ein charakteristischer Befund

Phakomatosen

Unter dem Begriff Phakomatose (phakos = Muttermal) wird eine Gruppe von angeborenen ektodermalen Dysplasien, typischerweise Hamartomen, zusammengefaßt. Diese zeichnen sich durch Fehlentwicklungen in Nervensystem, Haut, Augen und anderen Organen aus.
Zur Zeit kennt man 5 verschiedene Syndrome:

Morbus Recklinghausen (Neurofibromatose)
Morbus Bourneville (tuberöse Sklerose)
Morbus Hippel-Lindau (zerebelloretinale Haemangioblastomatose)
Morbus Sturge-Weber (enzephalotrigeminale Angiomatose)
Morbus Louis-Bar (Ataxia teleangiectatica).

M. Recklinghausen (Neurofibromatose)

Die Neurofibromatose entsteht durch einen Entwicklungsfehler des Neuroektoderms, wahrscheinlich der Neuralleiste, und wird autosomal dominant vererbt.
Pigmentierte Hautveränderungen („Café au lait" Flecke) und multiple Neurofibrome treten in Verbindung mit ausgedehnten Tumoren und anderen systemischen Manifestationen auf.
Fast alle Strukturen des Auges können entweder direkt oder indirekt beteiligt sein, z. B. durch Tumordruck an anderer Stelle. Zu den Augenveränderungen bei Neurofibromatose gehören:

Orbita:	Protrusio, Dysplasien des Orbitadaches, mitunter pulsierender Exophthalmus durch weitergeleitete Pulsationen der Arteria carotis interna.
Lider:	Ptosis (plexiformes Neurinom der Augenlider), „Café au lait" Flecke, Lagophthalmus (defekter Lidschluß) bei Schädigung des N. facialis durch ein Akustikusneurinom.
Bulbus:	Vergrößerung des Auges (Buphthalmus) bei kongenitalem Glaukom.
Kornea:	Hornhautexposition bei Lagophthalmus (Schädigung des N. facialis) und Hornhautanaesthesie (Schädigung des N. trigeminus) – beides verursacht durch ein Akustikusneurinom, Verdikkung der Hornhautnerven (nur bei der Spaltlampenmikroskopie zu sehen).
Konjunktiva:	plexiforme Neurinome.
Iris:	Neurofibrome.
Retina:	Astrozytome, markhaltige Nervenfasern.
N. opticus:	Gliom, Meningiom, Optikusatrophie, Stauungspapille.

130

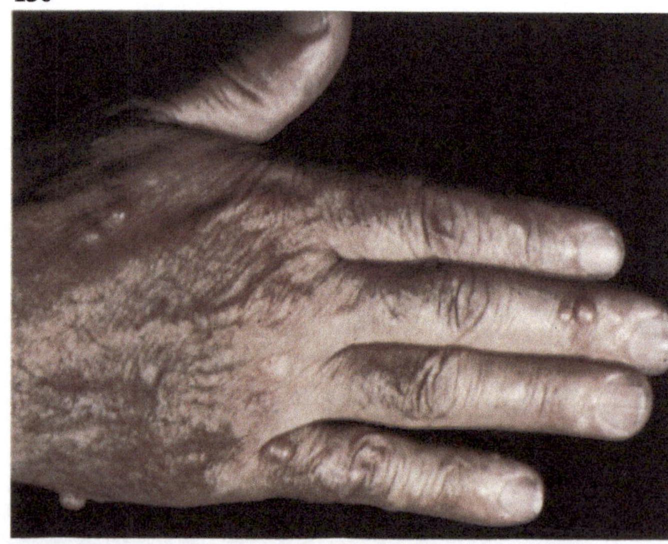

Abb. 130. Neurofibromatose der Hand mit multiplen Fibromen

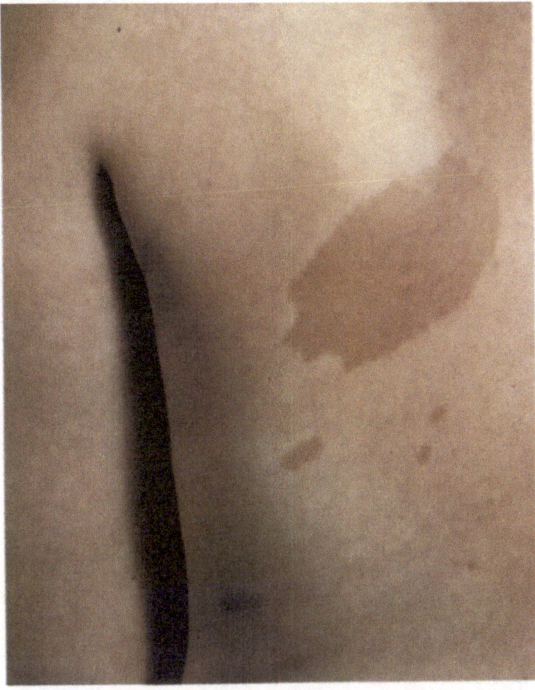

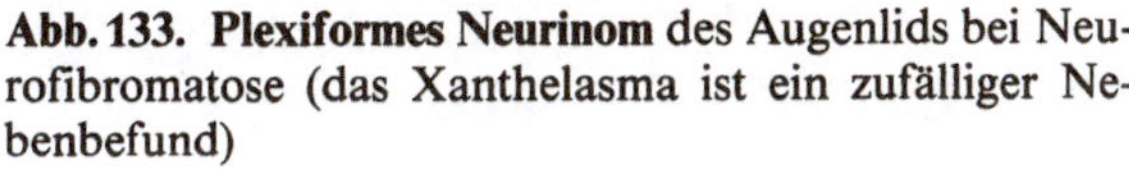

Abb. 131. „Café au lait" Flecke. Bei Vorliegen von mehreren dieser Hautveränderungen sollte man an die Diagnose Neurofibromatose denken

Abb. 133. Plexiformes Neurinom des Augenlids bei Neurofibromatose (das Xanthelasma ist ein zufälliger Nebenbefund)

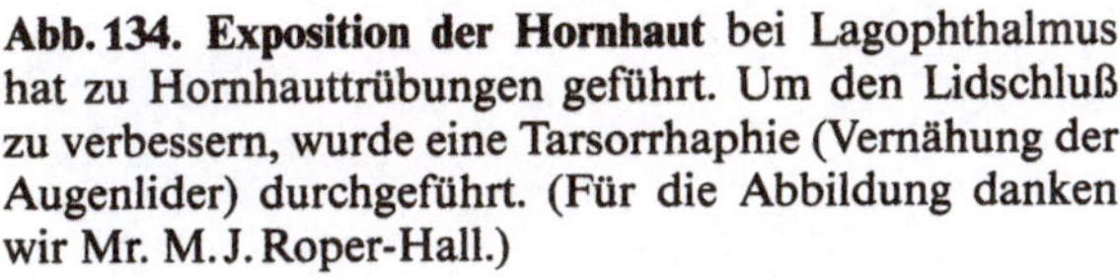

Abb. 134. Exposition der Hornhaut bei Lagophthalmus hat zu Hornhauttrübungen geführt. Um den Lidschluß zu verbessern, wurde eine Tarsorrhaphie (Vernähung der Augenlider) durchgeführt. (Für die Abbildung danken wir Mr. M. J. Roper-Hall.)

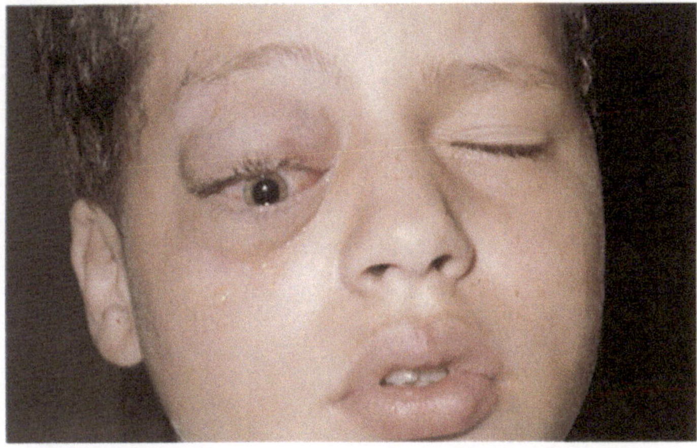

Abb. 132. Protrusio. Das rechte Auge ist durch ein Gliom des Sehnerven verdrängt

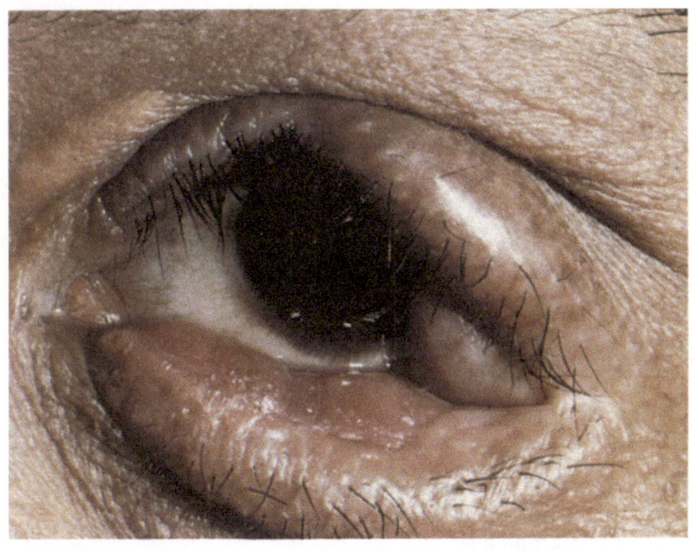

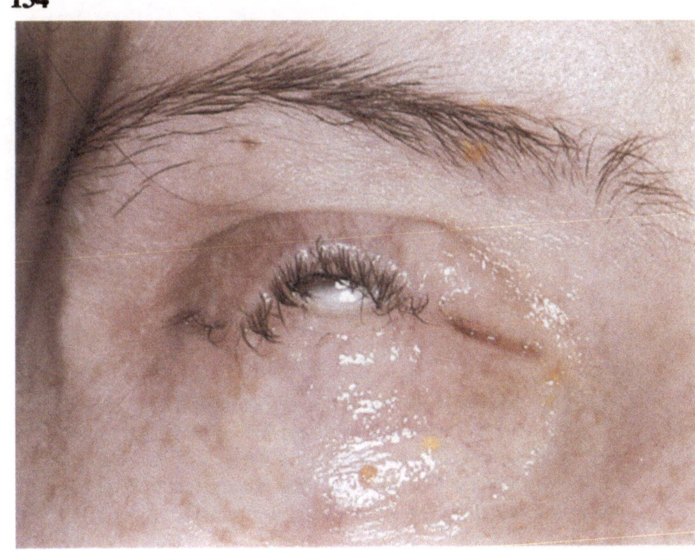

Abb. 135. Neurofibrome der Iris. Die Tumoren haben kleine braune Knötchen auf der Irisoberfläche gebildet

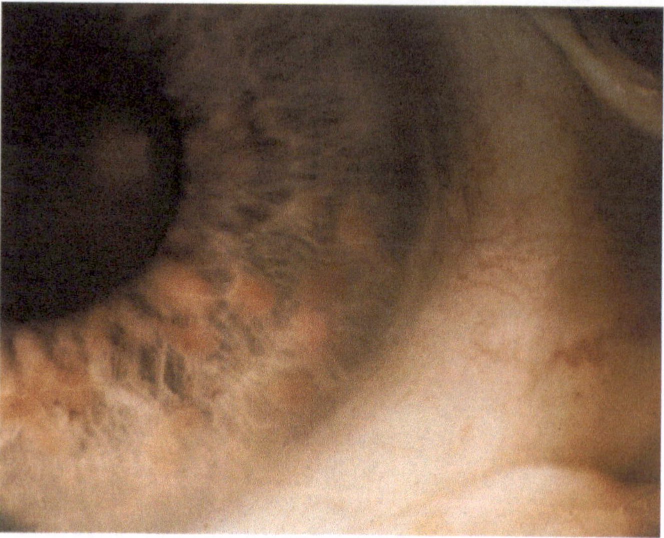

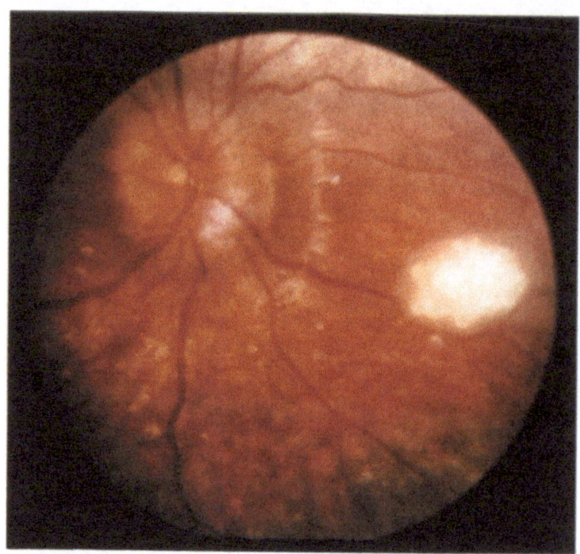

Abb. 136. Ein Astrozytom der Netzhaut sieht wie ein blasser, multilobulärer, maulbeerförmiger Tumor am Augenhintergrund aus

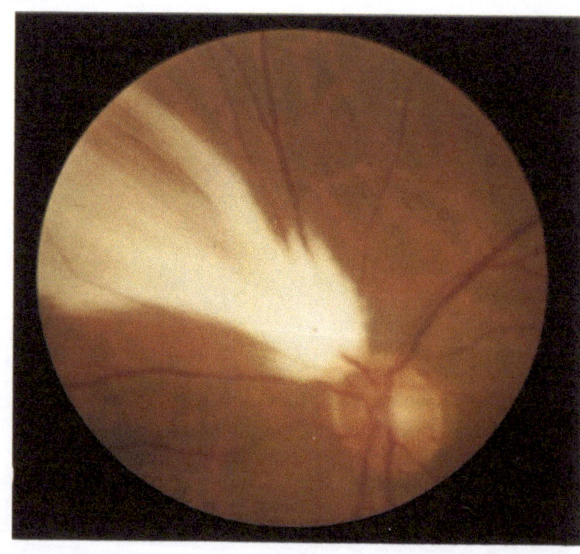

Abb. 137. Markhaltige Nervenfasern kommen bei Patienten mit Neurofibromatose häufiger als im Bevölkerungsdurchschnitt vor. Die betroffenen Fasern sind weißglänzend mit fedriger Begrenzung und verdecken typischerweise die darunterliegenden Netzhautgefäße

Morbus Bourneville (tuberöse Sklerose)

Diese Krankheit ist durch das gemeinsame Auftreten von Adenoma sebaceum, geistiger Retardierung und Epilepsie gekennzeichnet. Sie wird
autosomal dominant vererbt. Verschiedene
Hamartome treten im Gehirn, der Netzhaut und
den Eingeweiden auf.

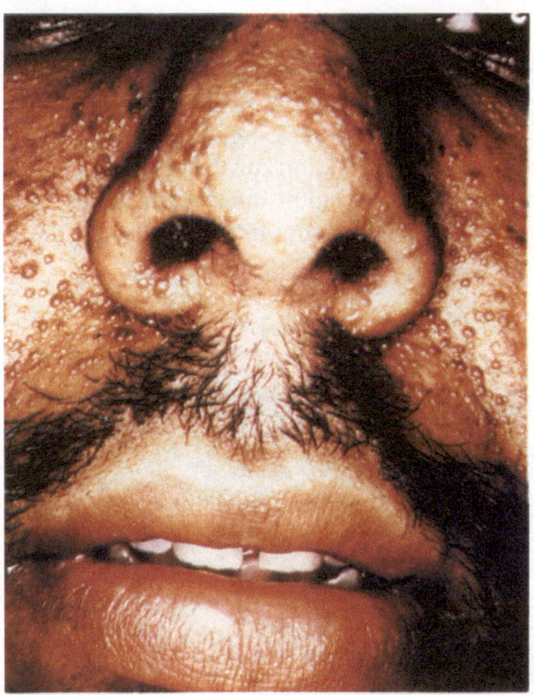

Abb. 138. Adenoma sebaceum. Kleine warzenähnliche
Knötchen sind in einem typischen Schmetterlingsmuster
über Wangen und Nase verteilt

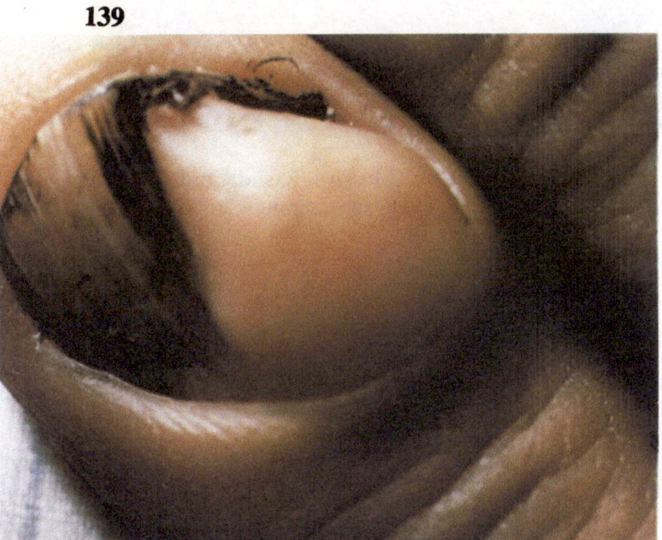

Abb. 139. Subunguales Fibrom. Diese Läsion ist für die
tuberöse Sklerose pathognomonisch

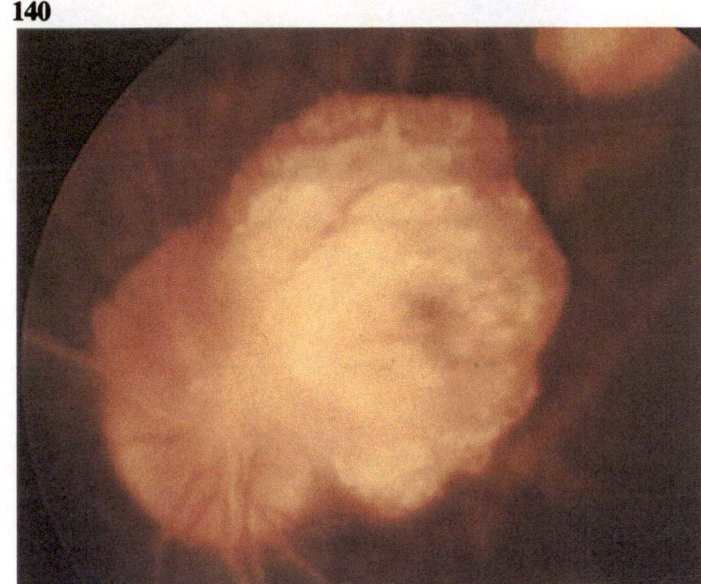

**Abb. 140. Leuchtendes, multilobuläres, maulbeerförmiges
Astrozytom** bei tuberöser Hirnsklerose, das Papille und
umgebende Netzhaut betrifft

Morbus v. Hippel-Lindau
(zerebelloretinale Haemangioblastomatose)

Bei dieser Erkrankung treten Angioblastome der Netzhaut zusammen mit Haemangioblastomen des Kleinhirns und der Eingeweide auf. Die Beteiligung der Niere kann zur Polyzythämie, möglicherweise als Resultat einer vermehrten Erythropoetinausschüttung führen. Diese Phako-matose kann autosomal dominant vererbt werden, die meisten Fälle treten jedoch spontan auf.

Eine erweiterte, geschlängelte zuführende Arterie und eine drainierende Vene können das am leichtesten zu sehende Zeichen eines retinalen Angioms am peripheren Augenhintergrund sein. Zunehmende Größe und Exsudation können zu einem massiven Makulaödem oder einer ausgedehnten exsudativen Netzhautablösung führen. Ein Sekundärglaukom mit Erblindung des Auges kann folgen.

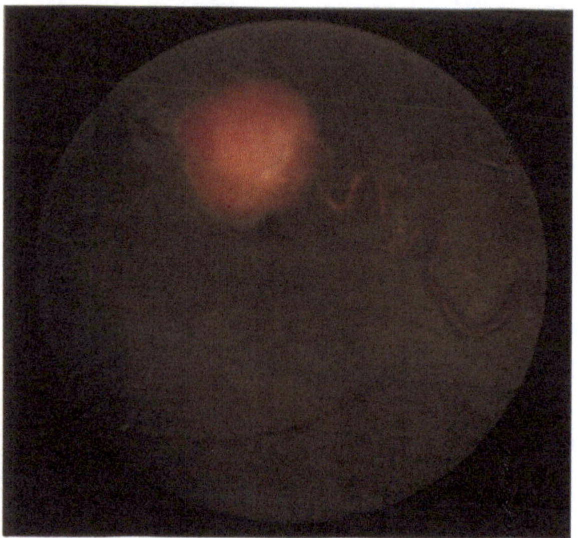

Abb. 141. Peripheres Netzhautangiom angezeigt durch eine erweiterte und geschlängelte zuführende Arterie sowie abführende Vene

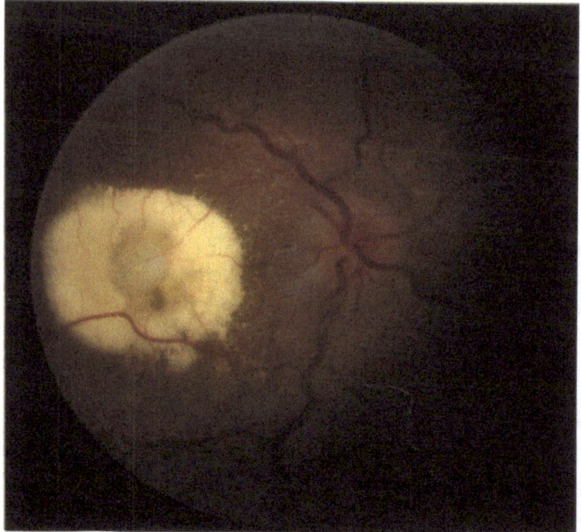

Abb. 142. Makulaödem. Massive Exsudation aus dem Angiom führt zu Flüssigkeitsansammlung in der Makula.

Morbus Sturge-Weber
(enzephalotrigeminale Angiomatose)

Bei dieser nicht familiären Erkrankung treten kapilläre oder kavernöse Haemangiome in den vom N. trigeminus versorgten Dermatomen der Gesichtshaut auf (Naevus flammeus). Intrakranielle Haemangiome der Leptomeningen sind verbunden mit „korallenförmigen" Verkalkungen des darunterliegenden zerebralen Kortex, Krampfanfällen und geistiger Retardierung.

Zu den Augenveränderungen gehören Haemangiome der Lider, Konjunktiva, Episklera, Iris und Chorioidea. Bei Beteiligung des oberen Augenlides treten häufig auch Tumoren der Episklera auf, die bei Beteiligung des Kammerwinkels zu kongenitalem Glaukom mit Vergrößerung des Auges (Buphthalmus) führen. Sekundärfolgen sind Linsentrübung und eine Sehnervenatrophie.

Abb. 143. Morbus Sturge-Weber mit typischen Naevus flammeus der Gesichtshaut

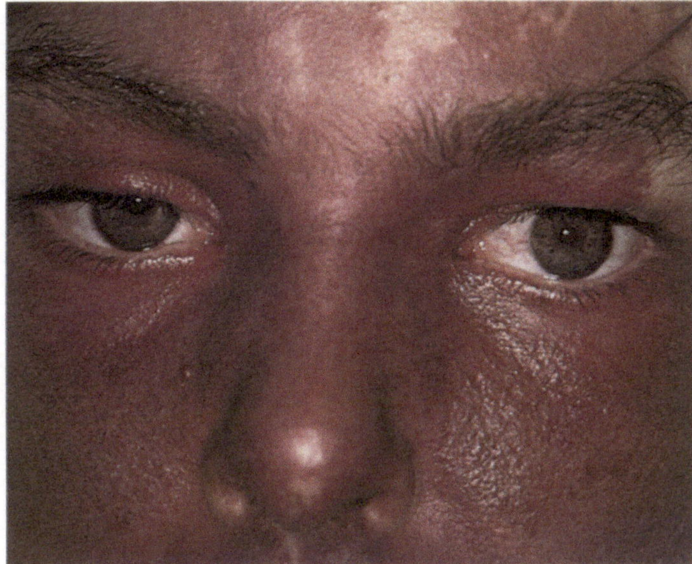

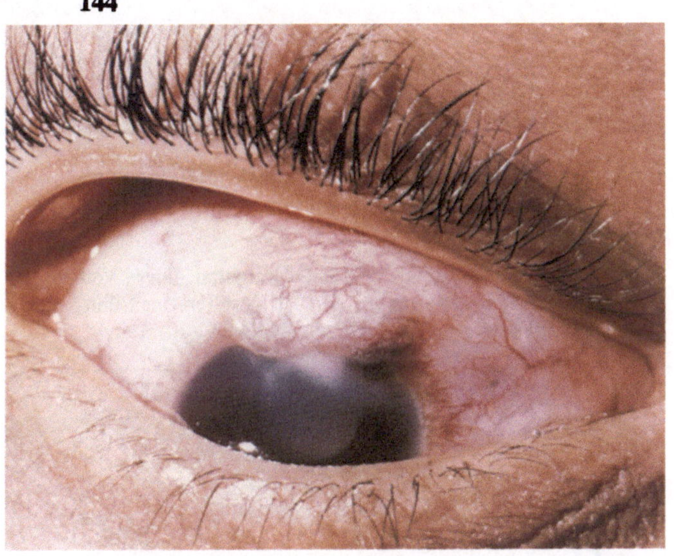

Abb. 144. Haemangiom der Konjunktiva und der darunterliegenden Episklera

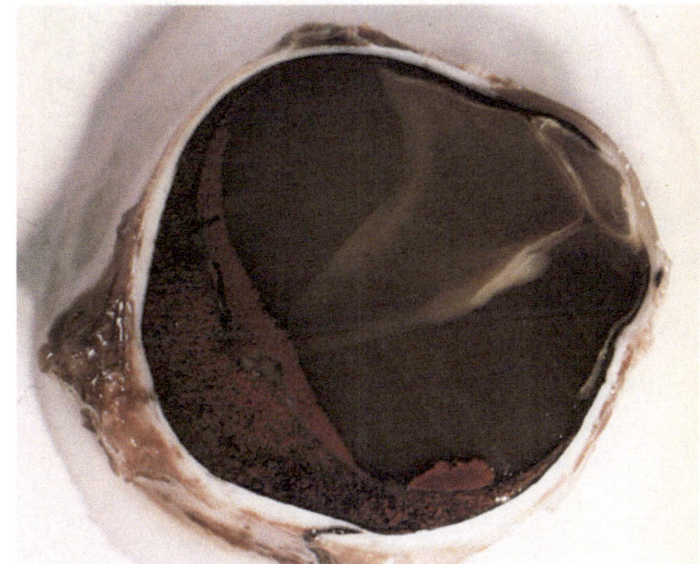

Abb. 145. Chorioidales Haemangiom. Dieses Präparat zeigt einen dunkelroten Gefäßtumor am hinteren Pol des Auges, das Auge ist vergrößert und die Sklera bei kongenitalem Glaukom verdünnt. Gleichzeitig besteht eine sekundäre Netzhautablösung

Morbus Louis-Bar (Ataxia teleangiectatica)

Diese autosomal rezessiv vererbte Krankheit kann die Haut, das Zentralnervensystem, das blutbildende und lymphoretikuläre System sowie das Auge betreffen. Sie zeichnet sich durch progressive zerebelläre Ataxie, teleangiektatische Veränderung der Haut und Bindehaut sowie generalisierte Abwehrschwäche aus. Der Mangel an IgA und eine Herabsetzung der T-Zellaktivität führt durch wiederholte Infekte zum frühen Tod.

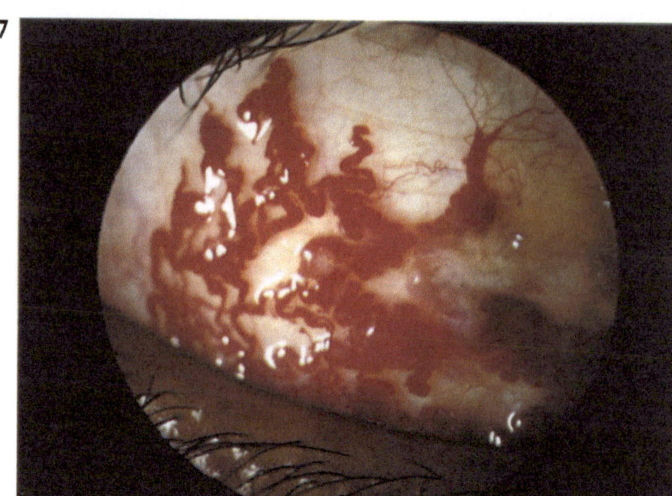

Abb. 147. **Konjunktivale Teleangiektasie,** die typischerweise nur die Bindehaut des Bulbus und nicht die des Tarsus betrifft

Abb. 146. **Teleangiektasie an der Ohrmuschel.** Diese Veränderungen können auch an den Beugeseiten der Ellenbogen- und Kniegelenke sowie am Nacken auftreten

Muskelerkrankungen

Myasthenia gravis

Diese chronische Erkrankung der neuromuskulären Übertragung ist durch fortschreitende Muskelschwäche und leichte Ermüdbarkeit gekennzeichnet. Die okulären, fazialen, oropharyngealen und respiratorischen Muskeln sind besonders betroffen.

Die Diagnose wird durch den Nachweis rascher

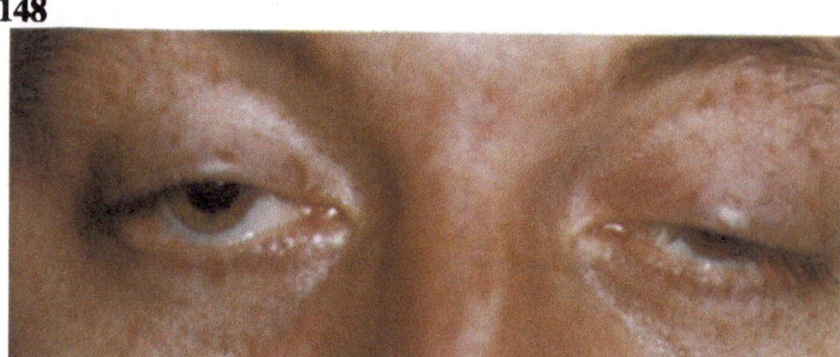

Abb. 148. **Ptosis bei Myasthenia gravis** (vor Injektion von Tensilon)

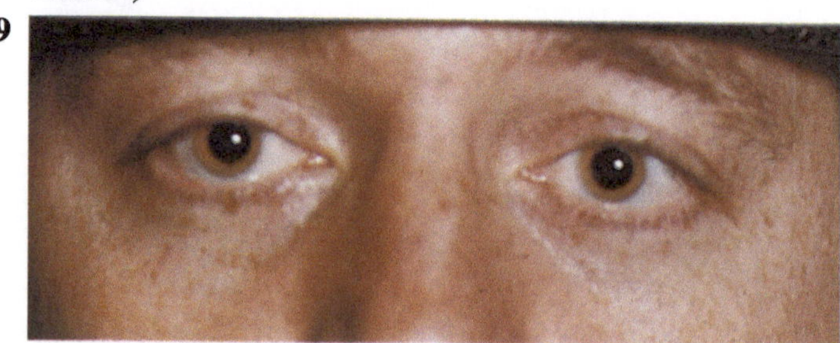

Abb. 149. **Verschwinden der Ptosis** nach Injektion von Tensilon

Muskelermüdung bei wiederholter Inervation gestellt und durch die Erhöhung der Muskelkraft nach intravenöser Gabe des cholinergen Pharmakons Tensilon (Edrophonium) bestätigt.

Eine Ptosis und Augenmuskellähmungen mit Diplopie können erste Hinweise auf die Erkrankung sein, wobei die Ptosis meist bilateral, aber asymmetrisch ist.

Myotonische Dystrophie

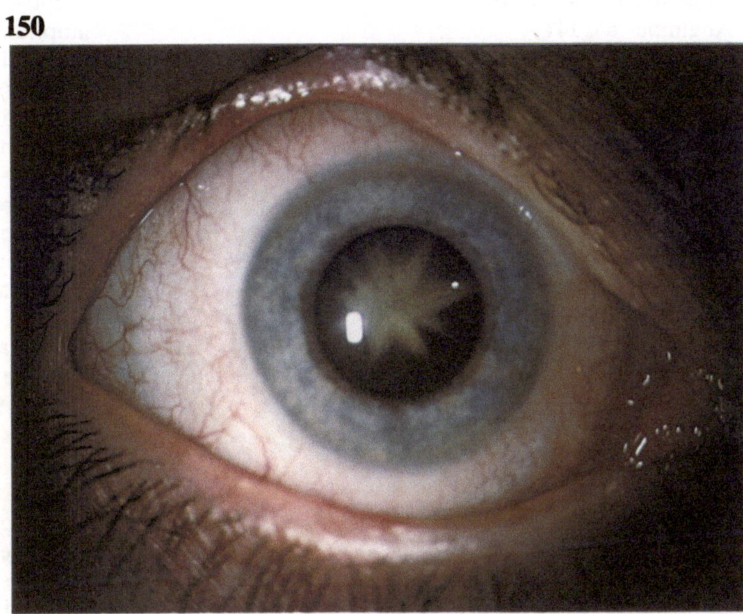

150

Abb. 150. Katarakt bei myotonischer Dystrophie. Die charakteristische sternförmige Trübung liegt in der hinteren Linsenrinde

Bei dieser seltenen und komplexen Erkrankung ist die Muskeldystrophie progressiv, sie führt zu Schwäche und zu Substanzverlust der Extremitäten-, der sternomastoiden und der fazialen Muskeln. Die Myotonie, eine verspätete Muskelrelaxation nach willkürlicher Kontraktur, bewirkt typischerweise einen Haltekrampf beim Händedruck. Weitere Befunde bei dieser Krankheit sind eine „Facies myopathica", Stirnglatze, Kardiomyopathie, geistiger Abbau, späte Gonadenatrophie und andere endokrine Störungen. Falls Fruchtbarkeit besteht, kann die Krankheit dominant vererbt werden.

Zu den Augenveränderungen gehören Ptosis, retinale Pigmentdystrophie und eine zuerst punktförmige, später sternförmige Trübung der Linsenrinde, die pathognomonisch ist.

Sachverzeichnis

Die feingedruckten Ziffern geben Seitenzahlen, die **fettgedruckten** Illustrationen und/oder Legenden an.